谈话疗法
关于欲望、恐惧、梦境的
精神分析故事

[美] 雅艾尔·鲍德温 ———— 著

班立国 ———— 译

天津出版传媒集团

天津人民出版社

图书在版编目（CIP）数据

谈话疗法：关于欲望、恐惧、梦境的精神分析故事 /
（美）雅艾尔·鲍德温著；班立国译. -- 天津：天津人
民出版社，2023.7
书名原文：LET'S KEEP TALKING : Lacanian Tales
of Love, Sex, and Other Catastrophes
ISBN 978-7-201-19297-0

Ⅰ. ①谈… Ⅱ. ①雅… ②班… Ⅲ. ①精神疗法
Ⅳ. ①R493

中国国家版本馆CIP数据核字（2023）第077913号

著作权合同登记号：图字02-2023-048号

谈话疗法：关于欲望、恐惧、梦境的精神分析故事
TANHUA LIAOFA: GUANYU YUWANG、KONGJU、MENGJING DE JINGSHEN FENXI GUSHI

出　　版	天津人民出版社
出 版 人	刘　庆
地　　址	天津市和平区西康路35号康岳大厦
邮政编码	300051
邮购电话	（022）23332469
电子信箱	reader@tjrmcbs.com

责任编辑	李　羚
特约编辑	宣佳丽　沈　颖
校　　译	吴张彰
封面设计	袁　园

制　　版	杭州真凯文化艺术有限公司
印　　刷	杭州钱江彩色印务有限公司
经　　销	新华书店
开　　本	880毫米×1230毫米　1/32
印　　张	10.875
字　　数	170千字
版次印次	2023年7月第1版　2023年7月第1次印刷
定　　价	65.00元

版权所有　侵权必究
图书如出现印装质量问题，请致电联系调换（0571-86535633）

此书献给那些言说者与倾听者。

怀着无以言表的爱与感激，

我将此书献给我最亲爱的家人和不可思议的朋友们

（你们知道我指的就是你们）。

let's keep talking

目　录

引言 谈话是最好的药物

让我们来面对这些事实：在临床实践和心理学研究中，当下关于治疗心理痛苦的趋势表明，两个人以治疗的方式交谈、叙述及探讨一个人的苦难与成功，这种方式在精神药理学和其他生物模型的主导之下越来越罕见了。此外，即使运用谈话疗法，可供人们步步操作的指南也越来越多，这些手册非常具体地指导这些谈话的开展，留给人们即兴发挥的空间很少了。

这种背离了人与人之间的真正交谈的趋势，反映出我们广泛的技术文化环境。[1]在这样的环境下，那些寻求心理或生理帮

---

[1] 在更广泛的范围内，技术的扩张与影响，尤其是联络的技术和社交媒体（短信、脸书及推特），使我们无法真正面对面交谈。参见特克尔（Turkle，2011）关于技术的作用以及技术如何影响我们的注意力、人际关系以及我们对亲密与孤独的体验，以及在计算机、互联网和机器人时代的自我认同。雪莉·特克尔（Sherry Turkle），一位受训的临床心理学家、麻省理工学院教授，自20世纪70年代以来一直在研究人与计算机的交互。她的最新著作《孤独地在一起》（*Alone Together*），有这样一个显眼的副标题，"为何我们对技术期望更高，而对彼此期待更低"。1978年，特克尔出版了一本好书《精神分析政治：雅克·拉康和弗洛伊德的法国革命》。

助的人甚至被称为"电子患者"（iPatients）[1]，他们被简化为计算机文件、图像和实验室报告生成的信息；他们与临床医生的沟通大部分是通过技术而不是面对面进行的。[2]我曾目睹过一些人，他们在极度痛苦中与精神卫生专家进行交谈，而在整个谈话过程中，这些专家忙于将事关患者痛苦的信息输入电脑，却很少从屏幕前抬起头看向患者。这些临床医生在各种要求的压力下工作，既要快速记录，又要尽可能地看更多的患者，但这样做的风险是，他们看不到就在他们面前的人。事实上，那些寻求帮助的人经常感到自己既没有被看到，也没有被听到。

---

[1]　电子患者，即存在于iPhone、iPad等电子产品中的患者。参见弗吉斯（Verghese）关于医学界从通过与患者的个人接触转变为通过计算机数据文件、图表及实验室报告来"了解"患者而带来的丧失。

[2]　从拉康派的视角来看，我们会认为"iPatients"中的"i"代表的是想象界的患者；我们看到的是一个虚假的整体形象，而不是实在界的，甚至更不是符号界的人。我们看到人的静态图像，他们根据DSM-5中的诊断标准分类，而个人实际体验的细微差别都丧失了。

于是临床医生错过了这些真实的相见。[1]

　　不久前，一名学生在听完一节精神病理学的课之后找到我，向我道歉，说她听课时似乎"心不在焉"。她解释说，她的初级保健医生给她开了一种抗焦虑药物，服用后她感觉"头晕和怪异"。我邀请她到我的办公室来谈。她讲述了她如何告诉医生她的焦虑，医生给她开了处方，让她回家。我问她，是什么让她一直感到焦虑，她回答说是她和她的大学足球教练相处困难。我知道这位年轻女性聪明、有抱负、勤奋、善于交际，而且为人友善。在我看来，她与足球教练的冲突最好是作为人生的一堂课来处理，在这种情境下，这位年轻的学生会得到鼓励，进一步表达她的痛苦和愿望，修通特定的情况和关系，抵达一个全然不同的、更容易应对的境地。这样做的时候，她会更了解自己，并为她如何与他人和世界进行联结打开

1　格伦·温托尔医生给我讲了一个故事，这个故事真是一针见血。他看到另一位医生在一边访谈患者，一边将数据输入电脑。这位主治医生问患者家庭生活怎么样，老妇人回答说："挺好。"主治医生把这个回答录入电脑，同时继续问下一个问题。温托尔博士在一旁看着，当老妇人说"挺好"的时候，他看见一颗眼泪从老妇人的脸颊上滚落下来。这位正在访谈的主治医生，眼睛盯着屏幕，错过了这一幕。

更多的可能性。在我的书中，她会通过言说而不是服药来做到这一点。发生这样的事让我很难过，但我并不感到意外。相信我，我认为生理治疗当然有存在的必要，但是如今，当我们能够详细谈论一些事情时，精神药理学却经常是心理健康治疗的第一道防线。[1]当年轻人试图跟我们谈论他们关心和担心的事情时，我们越过了谈话，直接跳到一粒药丸上，那我们是在教导

1　关于青少年和成年人广泛使用精神药物如何影响长期结果，以及可能对人们的大脑和生活造成弊大于利的影响，参见科学与医学作家，罗伯特·惠特克（Robert Whitaker）的《流行病解剖：灵丹妙药、精神药物和美国精神疾病的惊人增长》（*Anatomy of an Epidemic: Magic Bullet，Psychiatric Drugs，and the Astonishing Rise of Mental Illness in America*，2010）。另一本非常有趣的书是《超越治疗：生物技术与幸福追求》（*Beyond Therapy: Biotechnology and the Pursuit of Happiness*），书中详细讨论了我们在没有那些通常带来满足与幸福的商品时，如何能通过药物来产生这些主观体验。在某些情况下——如创伤性记忆，或弥漫的、严重的焦虑与绝望感——新药物可以帮助一个人回到这个世界，让他能够对自己的生命负起责任。但在其他许多情况下，那种从药理学上管理我们精神生活的、日益强大的力量，不仅使我们疏远这个世界，而且使我们远离那些让我们能够在这个世界上生活得更好的情感、激情以及心灵与性格的品质，从而威胁着我们的幸福。

他们什么呢？[1]

　　一个多世纪以前，西格蒙德·弗洛伊德就认识到，同他一起工作的患者交谈，可以帮助患者消除或减轻苦恼的症状，摆脱固着，让他们的生活有积极的变化。弗洛伊德意识到，人们在不受审查的情况下，得到鼓励去说出脑海中的一切，其症状便会得到改善。通过自由联想，人们能够修通那些受压抑后又返回来以威胁的方式（在思想和行为上）纠缠自身的心理材料。精神分析，这种"谈话疗法"，[2]是作为一种获取受压抑的心理材料的方法被创造出来的。这些受压抑的心理材料以我们察觉不到的方式，反复地撼动我们并肆意破坏我们的生活。这个方法曾被认为是一种激进的想法，直到现在我依然这样认为。我们被鼓励着向另一个人说出脑海中的一切，无论好坏或

1　艾伦·施瓦茨在《纽约时代周刊》头版一篇题为"淹没在处方药物的洪流之中"的文章中，雄辩而有力地讨论了用于注意力缺陷多动症（A.D.H.D）等诊断的处方药物的过度使用，以及年轻人对这些精神药物上瘾的趋势，这种趋势很危险，有时甚至是致命的。

2　"谈话疗法"一词最早由"安娜·O"创造，安娜·O是约瑟夫·布洛伊尔在著名的个案研究中给伯莎·帕彭海姆取的假名。布洛伊尔鼓励安娜·O用语言讨论她的生活，这让她的症状得到缓解，也让布洛伊尔自己都感到惊讶。

丑恶，而另一个人接受的训练不是为了审判、惩罚我们或要求我们忏悔，而是以一种有意义的方式倾听我们。如此一来，为了改善自己的生活，我们可能也会以全然不同的方式聆听我们自己，那么在我们的社会中是否还存在着进行这样有意义的交谈的场所呢？如今，我们比以往任何时候都更需要这种分析性谈话疗法的激进尝试。

　　谢天谢地，谈话疗法的仪式和艺术并未消亡。在缓解痛苦时，为了拓展一个人的生活体验而进行的言说、询问、倾听以及陪伴，是谈话疗法的核心。我写这本书的主要目的之一是强调开放式的（相对于以手册为基础的）、以人为中心的（相对于以问题为中心的）谈话疗法在促进积极的心理变化方面的作用。有许多开放式谈话疗法可供临床工作者和来访者使用。在我的教育旅程中，我发现了拉康派的取向，它通过强调言语和语言对我们人类的重要性，为进入无意识的工作提供了一种严格的路径。最终对拉康而言，真正的精神分析取向对能指在无意识形成中的重要性保持忠实〔能指是一个语言学术语，来自费迪南德·德·索绪尔（Ferdinand de Saussure），指的是我们在言语中产生和听到的声音〕。[1]因此，当说到谈话治疗的艺术，以及谈话疗法（依然）能为我们提供什么、做什么的时候，雅克·拉康的工作仍是一项富有价值的贡献。

拉康对言语和语言的关注

当人们询问我的临床"取向"或写作内容是什么时，我会回答说我的专长是拉康派精神分析，而这往往需要进一步的解释。有许多人，尤其在美国，包括那些研究心理学、从事心理工作的人，从来都没有听说过巴黎的精神分析学家雅克·拉康（Jacques Lacan，1901—1981）。即使那些敢于阅读拉康的著作并对其理论与哲学方面感兴趣的人，也经常问我如何在这样的著作上建立起临床实践。拉康的理论如何转化为治疗？它在实践中是什么样子的？采用拉康的观点如何影响一个人的倾听和理解能力？许多人无法想象，拉康就哲学家、人类学家和语

1　关于能指在无意识形成中的重要性，参见鲍德温的《拉康选集：拉康的工作指南》。

言学家的思想 [例如梅洛·庞蒂（Merleau Ponty）、列维·施特劳斯（Lévi Strauss）和索绪尔，这只是拉康所提到的思想家中的几个] 所进行的复杂沉思，如何在诊室里发挥作用并帮助人们减轻心理痛苦。甚至在美国精神卫生的领域里，当讨论治疗取向的时候，拉康也经常不在探讨之列（拉康的著作在世界的其他地方，如欧洲和南美洲，会更有名）。关于拉康的已出版文献往往是高度理论化的，因此，对于那些还没有浸泡在拉康著作中的人来说，不是特别容易理解。[1]这很遗憾，因为拉康的理论是很有用处的临床取向，可以说，它比其他取向更强调我们如何利用言语和语言来促进疗愈性的改变和增进福祉。临床工作者以及任何对谈话疗法感兴趣的人可能会问，学习拉康会如何给他们的理解、临床实践及个案概念化带来影响和益处。这本书就是我对这些疑问的回答。

拉康的全部著作确实都与临床相关。首先，雅克·拉康是一位精神分析学家，他对训练其他分析学家很感兴趣。他明确

1　关于拉康在临床上明确而相关的文献的缺乏，参见Fink（1997），Malone（2000），M. J. Miller（2011）。

指出，"我的教学目标一直是训练分析家"。为了充分利用拉康的教学，我们必须将拉康的教学复归原位，回归临床领域。我们需要明白是什么使拉康的理论和技术独具特色，不要将拉康限定于只有政治文化理论界和女性主义电影评论界感兴趣的深奥的法国思想家这一特征。正如马龙（Malone）所说，"美国临床工作者和拉康派取向之间的接触是如此之少，以至于任何美国临床工作者对拉康派临床工作的描述都是……不成熟的"。为了把拉康带到更广泛的临床话语的台面上，在临床实践中使用这个理论的临床工作者需要阐明他们的实际经验。最终，这将成就更宏大的任务，揭开治疗实践的神秘面纱。

本书有助于明确使用拉康模式谈话疗法的独特之处，拉康模式聚焦于言语所能起到的改造作用。拉康派当然相信生物机理。正如拉康所强调的，**因为我们是会说话的生物，生物机理总是与语言交互作用**。我们说话的方式影响着我们的生物机理。这对于那些可能在医疗化的泥潭中迷失的卫生专业人员来说是一个重要的想法。的确，拉康警告，心理学有生物化趋势而没有认识到意象和能指在我们生理上的深刻改变（和异化）的作用。拉康认为，把身体看作一个与意象和意指[1]（signification）分开的生物实体，是一种"妄想（delusion）"，如果分析工作"忘记了它首要责任是语言"，它就会枯萎。[2]

拉康将语言和欲望及两者错综复杂的交互置于我们的人格

1　索绪尔将"意指"这一术语保留给能指与所指之间的关系，每个声像都被说成是"意指"着一个概念。对索绪尔而言，意指是一种牢不可破的联结，能指与所指如同一张纸的两面是不可分割的。拉康则以为，能指与所指之间的关系较不稳定，他把索绪尔式算法中能指与所指之间的那道杠看作并非在表现一种联结，而是在表现一种断裂，一种针对意指的"阻抗"。意指并非能指与所指之间的一种稳定的联结，而是一个过程——凭借此种过程，能指游戏便经由换喻和隐喻这两种修辞而产生了所指的幻象。

意指之所以是换喻性的，是因为"意指总是指涉于另一意指"。意指之所以是隐喻性的，是因为它涉及对杠的穿越，即"能指进入所指的通道"。一切意指赖以产生的基本隐喻即父性隐喻，一切意指也因此都是阳具化的。参见迪伦·埃文斯. 拉康精神分析介绍性辞典[M]. 李新雨译，西南师范大学出版社，2021：352-354。

2　所有对《拉康选集》的引用都来自2006年版，并将首先列出1966年法文版页码，其次列出2006年的英文版页码。

之上。作为会说话的存在，我们总是在大他者[1]的语言和欲望中
被异化（我们就是这样出生的）。而当所有的神经症患者都被
异化时，拉康（基于弗洛伊德的分类）突显出癔症和强迫症是
如何以不同的方式被异化的。那些不熟悉拉康和弗洛伊德的读
者可能会对癔症和强迫神经症这两个类别感到疑惑，所以我要
来谈一谈它们，以及它们在当今分类学中的地位。

1　　"大他者之为另一主体"的意义相对于"大他者之为象征秩序"的意义而
　　言是居于次要的，"大他者必须首先被看作一个位点，即言语在其中得以构
　　成的位点"。因而，只有在次要的意义上，即在某一主体可能占据这一位置
　　并为另一主体"化身为"大他者的意义上，我们才可能把大他者说成是一个
　　主体。母亲是第一个相对于孩子而占据大他者位置的人，因为正是她在接受
　　孩子的那些原始的啼哭，并且回溯性地将它们认定为某种特殊的信息。当孩
　　子发现这个大他者是不完整的，即在大他者中存在着某种缺失的时候，阉割
　　情结便会形成。参见迪伦·埃文斯. 拉康精神分析介绍性辞典[M]. 李新雨译，
　　西南师范大学出版社，2021：257-259。

当今的癔症和强迫神经症

弗洛伊德对两种精神结构（癔症和强迫神经症）以及它们在现象学层面如何存在，进行了著名的观察与理论建构。他描述了他和人们共同工作时所看到的精神结构，以及这些结构是如何深刻而系统地影响他们对自己、他人及世界所采取的立场。例如，弗洛伊德注意到并记录了，根据他们所属的不同精神结构类别而"加入对话"的方式，人们的症状有所不同，[1]（癔症在症状形成时倾向于躯体转换，而强迫症倾向于沉思和仪式）。弗洛伊德的许多文本都阐述了他如何看待这两个类别在人们生活中（尤其是在他们的斗争和胜利中）的运作。

拉康也强调这些诊断类别，但是他对这些诊断类别提供

1　参见Freud（1895）。继弗洛伊德之后，许多作者开始使用这个短语。该短语来源于弗洛伊德对伊丽莎白·冯·R.的个案研究，其中展示了症状"加入对话"的过程，这是谈话疗法的一个复杂的部分。关于这一点参见Parker（2003）。关于症状加入对话，特别是在西班牙裔社区中，参见Gherovici（2003）。

了更具结构性的理解。因此，正如下文的个案所详细展示的那样，拉康的诊断系统不同于当前的精神病学诊断标准，《**精神障碍诊断与统计手册**》第5版（Diagnostic and Statistical Manual of Mental Disorders -5th Edition，简称DSM-5）。拉康追随弗洛伊德，使用三个主要的类别——神经症、精神病和倒错——来描述对世界采取的立场。在这本书中，我将讨论神经症，特别是癔症和强迫神经症的类别，但我不会讨论恐惧症，这是神经症中不那么普遍的一个子类。[1]

　　有些人认为弗洛伊德所遇到的这些诊断类别——癔症和强迫症，已经从我们当下的环境中消失了。"癔症"这一类别已经不在DSM中了。而DSM中的强迫症，虽然与最初的强迫症诊断类别有很大的关系，但它们实际上根本不是一回事。[2]然而，我相信本书中的个案研究将正如揭示的那样，我们依然看到这两种结构无处不在，（有时还非常好地）活跃在生活和临床

1　对于那些有兴趣进一步了解精神病诊断类别的人，我推荐拉康的《在进行任何可能的精神病治疗之前的一个问题》（On a Question Prior to Any Possible Treatment of Psychosis）。

2　对于从拉康派视角来批判性检视诊断和DSM-5，参见Vanheule（2014）。

中，而且，这些存在主义的结构在临床中非常有用。如今，这两种结构仍然保留着独特的主体位置，并且保留着与他人、世界和我们自己的各种不同的联系方式。

本书中的个案呈现了当代癔症和强迫症的图景，由此，读者有望重新理解癔症和强迫症类别，并从中了解：尽管时过境迁，弗洛伊德与拉康提出的观察结果在当今如何还得以见到，而且最重要的是，关于这些结构的知识如何还能成为临床工作者有用的指南。

存在主义层面的困境

下面的个案研究阐明了我们是如何发现非常相似的、强大的存在主义层面的力量作用于当今21世纪的来访者的，而这种力量也曾作用于19世纪弗洛伊德遇到的来访者。这些个案提出了存在主义的议题，即人们如何面对生活的任务。我尝试着去促成这样一个情境，在其中人们不仅会（通过消除症状和压抑）变得更好，还会去面对他们生活中重大的存在主义困境，比如亲密关系和死亡。的确，有些人将拉康派精神分析归于存在主义这一学科领域，因为拉康派精神分析预设并延伸了一种自主、意义及责任的伦理学。

拉康派治疗的伦理学主要在于扩大一个人自主性与可能性的疆域，而不是治疗一个特定的症状。分析朝着主体的责任这一方向去努力，而主体正是通过言语去实现这些目标。拉康派临床工作者没有为临床工作预设目标，而是持一种开放的立场，拉康称之为分析家的欲望，即渴望分析者或来访者得以充分地言说，并探索他们症状的主体——特定的无意识意义。这些个案会有助于表明分析家的欲望在实践中是什么样的。

障碍、弯路以及治疗的变化

可用的拉康派个案研究是很少的，这是有原因的。任何一位撰写心理治疗个案研究的作者，都要面临许许多多的障碍，包括保密性、复杂性、作者主观性等问题，[1]还要面对由于呈现自己的临床工作而要敞开自己任人批评这种可怕的经历。我要从本书的开篇就来谈谈这些关切的要点。

当然，我已经尽了最大的努力来掩盖我的来访者的身份，绝对没有提供任何可识别信息。相反，给出的是关于欲望、恐惧、幻想、症状、梦境以及过失行为（比如口误）的材料。我书写的内容有时被称为深度心理学材料，而非可识别的生活事实。弗洛伊德描述了一个违反常识的真理，即披露患者最隐私的秘密比披露关于他最无害琐碎的事实要简单得多；因为前者并不会带来对其身份的任何了解，而后者则会使大家都知道他的身份。

对我们的社会来说，这是一句有趣的、也许还是相当悲哀的评论，这句评论依然非常符合当今的情况——也许在我们以

1　关于个案研究的方法论和作者主观性，参见Spinelli（1997），他恳请我们记住，尽管自弗洛伊德以来，个案研究一直是从业者证明其所选方法有效性的标准方法，但个案研究是具有高度选择性的"小说"，通常是从一个具有高度偏见的参与者的角度讲述的，在分享其中的经历时，其意义是开放式的，可能会随着时间的推移发生显著变化。

电子设备和社交媒体作为媒介来"联结"的今天更是如此。我们很少通过人们私密的欲望和恐惧来了解他们。我们知道他们的名字、工作和住址。我们知道他们向我们展示了什么，知道他们公开的形象是什么。而如果没有人口统计学方面的事实，我们通过他们最深切的担忧、渴望、愿望和挣扎，也难以辨认出他们是我们最亲密的朋友和家人。

　　鉴于我的经历有其特殊性，我有必要对这些个案做些说明。首先，我在这些个案中呈现的治疗是任何"标准的"拉康派治疗的变体，要知道即便没有归为一种矛盾修辞，拉康也很可能会将"标准的拉康派治疗的变体"这种概念归为一种赘述。[1]我的临床实践是以拉康派理论指导的。然而，我认为这是分析性的心理治疗，而不是精神分析。[2]我将我所做的工作称为

1　拉康在"标准治疗的变体"中质疑"标准的"精神分析治疗这个概念。

2　拉康相当幽默地说，"精神分析，无论标准与否，都是人们期望从精神分析家那里得到的治疗"，那严格来说，我不是精神分析家。虽然"精神分析家"这个头衔并不受美国联邦或州的法律所保护，但在美国临床工作者之间有一个共识，即"精神分析家"是获得医师执照后在精神分析机构接受培训的。这是一个备受争议的问题，并将继续受到质疑。在其他国家，情况未必如此，即精神分析家是受过精神分析训练的心理健康从业者（像我一样）。

分析性的治疗，是因为精神分析理论，尤其是拉康派的理论，是我临床实践的基础。[1]此外，在这些个案中所呈现的工作，是我博士学业训练的一部分，发生在大学的环境中。在某些情况下，这一工作本身以及在这些个案中所运用的语言还是会受到影响。例如，时间和金钱方面尤其受到限制。从精神分析的视角来看，理想情况下，临床工作者会根据需要和必要来接待来访者，由治疗师和来访者共同决定适当的价格。我的收费是由诊所的政策所决定的，虽然时间管理方面在不同程度上由我来决定，但也有一些限制。有些来访者我一周见一次，另外有些来访者我一周见三次，有些来访者持续不到一年，有些来访者则持续三年。在一些个案中，当我在诊所的工作结束时，治疗工作便提前终止了。

　　理想的情况下，拉康派治疗的终结是开放式的，讨论如何在有疗程限制的模式中运用拉康派治疗是合适的，因为不断发展的趋势倾向于更短程的治疗。许多精神卫生机构现在提供短程的和极短程的治疗。短程治疗的定义很宽泛，可以指从6次会

1　关于拉康派心理治疗，参见M. J. Miller（2011）。

谈到每周一次持续一年的任何长度。极短程治疗通常被定义为1到5次会谈。弗洛伊德也讨论过有疗程限制的治疗，并说这是为了适应"美国人生活的匆忙"。[1]为了适应来访者的需求，以及加速往往较为缓慢的分析进程，有疗程限制的治疗现在已是司空见惯了。

虽然有疗程限制的治疗不是理想的情况，但是拉康派的原则在必要的时候确实可以应用于有疗程限制的治疗。鉴于短程治疗盛行，其中有部分原因是来自健康保险行业的压力，而在某些领域则是由于治疗需求的增长和可用资源的缺乏，因此论述拉康派理论如何应用于短程的治疗似乎也是一个颇有价值的任务。总的来说，演示如何在不同的治疗环境和各种限制条件下运用拉康派的指导原则，这似乎也是有利的。

1　弗洛伊德提到，在某些情况下，"为分析确定一个时间限制"是有益的。然而，他指出，时间限制的益处可能带来高昂的代价。弗洛伊德说："如果一个人在正确的时间做这件事，它是有效的。但这并不能保证全部完成任务。相反，我们可以确信，虽然部分材料在威压之下会变得触手可及，但另一部分会被保留下来，被掩埋，在我们的努力治疗中失去。"弗洛伊德明确地指出，如果我们希望出现一个分析的彻底终结，"我们不会走向或者通过缩短分析的持续时间"。我个人觉得缩短疗程的压力很不愉快，但不幸的是，有必要讨论一下。

关于我如何使用拉康派理论的另一个例子，则是我在一个主题上的变体，即我运用切分的方式。拉康以他对切分的使用而闻名——比预期时间更早或更晚地结束一次会谈，或被称为弹性时间的会谈。拉康认为"我们必须让（会谈的）结束技术从常规框架的束缚中解放出来，并使其服务于分析技术的所有有用的目标"。拉康声明，比预期时间更早或更晚地结束一次会谈，是用来给来访者的话语断句，让来访者质疑其言语的含义。

　　因此，这是一种给主体的话语赋予意义的、有利的断句。这就是为何会谈的结束（当前的结束技术造成了一种纯粹由时钟决定的中断，因此没有考虑到主体话语的线索）起到了切分的作用，这个切分具有分析家一次干预的全部价值，是为了促成结论时刻的到来。

如果来访者不知道自己将被期待或允许说多久，那么来访者就无法采取某些浪费时间的策略来填满会谈。可以肯定的是，当我们知道结束和离开的时间时，我们的行为会与不知道的时候全然不同。最终，切分提醒我们说，我们永远不知道自己生命中还有多少时间，因此，切分在这个治疗的混合体中增加了一个关于死亡焦虑的维度，这种焦虑可以被利用并修通以达到有利的目的。弹性时间的会谈也重申一点，即在分析中冒险不同于我们的日常事务，在日常事务中时间是按小时安排的。这是拉康，这位曾经的质疑者，认真对待分析的激进精神的另一种方式。拉康不断质疑分析的技术和教条。他质疑50分钟一次会谈的作用是什么，而不只是单纯接受它。据我们所知，无意识在50分钟内仍然是不足以起作用的。[1]

虽然我同意拉康关于切分的想法，但是由于我工作诊所的期

---

1 斯图亚特·施耐德曼在讲述自己与拉康的分析经历时，描述了他所说的"短时会谈"的影响。施耐德曼回忆道，"会谈时间的短促和会谈结束的不可预测共同造就的压力，极大地增强了一个人自由联想的倾向。当一件事浮现在脑海时，人几乎立刻就会脱口而出，因为没有时间去仔细思考，去寻找最好的表述。分析者被鼓励直奔主题，不要拖延或绕圈子，甚至准备让分析家去听不友好的评论。从定义上就可以看出，自我几乎永远不可能在短时会谈中做主人"。可变时长的会谈也促进"发生在会谈之间的自由联想（此处"之间"这个词语包含双重含义），并促进接受不能完全控制的情况"。施耐德曼说道，"即短时会谈永远不可能允许患者仔细思考事情，不可能允许患者把事情圈在意识之网中，而拉康显然并不在意这一点。对拉康来说，精神分析便是这一切的敌人"。

许，我在会谈中运用的切分被限制在传统的50分钟基础上弹性增减大约15分钟。不过，我发现即使是有限制地运用切分也是非常有用的。这表明，虽然切分是拉康派技术的一部分，但这不是一个顽固的要求。有的临床工作者由于工作机构的要求而不能实施"切分"，[1]他们将拉康的教学整合到临床实践中依旧得以获益。[2]

读者可能也会注意到，我使用的是治疗师和来访者这样特定的词汇，而不是医生和患者，或者传统拉康学派的分析者和分析家（下文会讲述这个术语）。"来访者"这个术语是我所接受的临床心理学培训所提倡的（我的督导布鲁斯·芬克博士除外）；我除了在工作过的医院使用了"患者"一词外，在工作过的每个诊所或咨询中心都使用了"来访者"一词。如今，

1　芬克更偏向使用"scanding"（标出格律）这个动词，而不是"scanning"（扫描），因为scanning，这个已被人接受的动词形式有不同的含义，这可能会导致此处有相当大的混淆：快速查看，快速浏览列表，用扫描仪给身体拍超薄照片，或以数字化形式将文本和图像"存入"电脑。scanning的所有含义都应该清楚地区别于拉康关于切分或打断某物（通常是分析者的话语或分析会谈）的理念。我与芬克意见一致，都使用scanding作为合适的翻译词。

2　确实，拉康使用可变时长的会谈点燃了围绕拉康的许多争议。这也是他被国际精神分析协会（IPA）除名的部分原因。关于拉康被逐出国际精神分析协会以及精神分析界对拉康的回应这样一段历史，参见Roudinesco（1990）。

"来访者"一词为其他临床工作者提供了便利。例如，如果我询问，分析者是否来参加会谈，许多与我对话的人都不会理解我的询问。然而，如果不是因为沟通的复杂性，我很乐意使用"分析者"这个术语，因为我喜欢这个词语所代表的含义。1967年，拉康从使用"患者"这个更传统的词语转换到使用"分析者"这个术语。"分析者"这个术语意味着，分析者实际上是做大量工作的人，他是主动的一方，而不是被动的一方，[1]虽然我确实使用了"来访者"这个词，但我根据"分析者"这个词的含义对我所指代之人的角色进行了概念化，因为我坚持这样的观点，即进行治疗工作的真正责任最终在于来访者。

因此，我提供一种在实践中运用拉康派理论与技术的方法，这可能并不总是符合拉康派分析的正统思想。就是说，这

---

1 芬克所讨论的术语"分析者"（英文analysand，法文analysant），是从动词analyse的动名词派生出来的。我们也可以说，拉康正在实质性地使用analyser的现在分词形式。Analysant的字面意思是"分析"或"分析一个人"。它主要作为描述主体行为的动词性形容词（分词）使用。英语单词analysand并不能完全捕捉拉康的意思，因为读者很容易从拉丁动名词的意义上理解它，而拉丁动名词实际上具有被动意义（对比porto的拉丁动名词：portandus，意思是"被携带"，或者经常是"必须被携带"或"需要携带"）。这就是拉康明确试图避免的意思。

些个案表明了，在某个自称为拉康派之人的工作中，治疗标准所预设的和延伸的内容。

个案概述

在下文的个案研究中，我凸显了拉康派取向从初始会谈到分析结束过程中，在互动、表述及结果方面所起的作用。探讨的概念包括拉康派诊断系统、症状的作用、欲望、语言、幻想、缺失和丧失、拉康派工作中涉及的伦理学以及许多其他概念，所有这些概念都扎根于具体的临床材料。**最终，这些个案研究阐述了人类痛苦方面那些既具体又普遍的主题，也阐明了我们如何通过言说来缓解这种痛苦。**

精神分析被称为"深度心理学"，因为我们对心理进行"深入"的探索。不论这个标签是否用词不当，当我们以精神分析的方式来言说时，我们会从字面意义和象征意义上来谈论我们的梦，谈论我们的恐惧和幻想，换言之，这是在"文明礼貌"的对话中不会讨论的事情。这就是分析工作和谈话治疗的内容，这就是这些个案包含的内容。我们谈论那些我们倾向于去压抑的内容，那些被"遗忘"的东西。正如弗洛伊德给我们的教导，被压抑的内容关系到我们的自我、我们公开的自我意识所不希望拥有的东西，这些通常与性和攻击性（厄洛斯和塔纳托斯）有关。

这5个个案都阐明了拉康派理论的组成部分，是临床材料和理论阐述交织在一起的。癔症和强迫神经症表达是非常重要的主题，但除此之外，拉康派的概念和公式也会有组织地呈现，以便在必要时去推进对个案的讨论和理解。

在第一章中，我深入探讨了拉康派的诊断模式，并以诊断这一主题为开头，因为在预备会谈期间，诊断通常是临床工作者最关心的问题，也是一个重要的出发点。[1]此外，拉康派的诊断模式是使拉康派取向独具特色的因素之一。第一个个案，"蒙娜的痛处：在癔症的欲望之路上领航"，阐述了癔症的一些定义特征，特别是拉康认真阐述的癔症的疑问，"我是谁？是男人还是女人？"更具体地说，"成为一个女人会是怎

1　正如弗洛伊德所说，"在对个案有全面的了解之前，必须在诊断和采用的治疗形式方面做出决定"。

样？"。癔症的欲望形态，尤其是癔症的欲望是借助于一系列的认同，这一观点得到了证实。

　　蒙娜提出的主诉是，她的恋爱关系让她很痛苦。在恋爱方面，她是不是选错了人，做错了事？她怀疑自己是否是一个能够被爱的女人。我们还看到蒙娜欲望的波动，尤其是在伴侣、孩子、金钱和职业方面，以及对其他女性的关注。拉康的表述是，癔症结构涉及通过与另一个人的认同来抵达欲望的对象，这一结构有助于厘清蒙娜与各个男人及他们的女性朋友、情人之间错综复杂的关系，以及这些关系中起初看起来荒谬而令人困惑的形式。我们通过蒙娜的恋爱伴侣看到了蒙娜如何去欲望。[1]最终证实，拉康所说的"人的欲望是大他者的欲望"这一观点，对于理清并明确表达蒙娜之前隐含的或无意识的欲望至关重要。弗洛伊德的杜拉个案（精神分析文献中典型的癔症结构个案）和拉康关于杜拉的评论，都有助于我对该个案的概念化。

1　正如芬克所说，"癔症与其说欲望其伴侣，不如说通过其伴侣去欲望"。

能指链[1]如何为一个人的欲望设定先决条件，无意识的欲望又如何在能指链中开始发挥作用并展现出来，拉康关于这两方面的理论在所有这些个案中都非常有价值。例如，在第一个个案里，拉康的理论鼓励我们去倾听和联系那些反复出现的能指，仅举几个例子，比如会谈中蒙娜话语里出现的"吵

1　根据索绪尔的观点，能指即是符号的语言元素，它并非实际的声音本身，而是这样一种声音的心像。用索绪尔的话说，能指是表示一个所指的"声像"。 虽然当拉康谈论能指的时候，他通常在指涉的其实就是别人可能简单地称之为"词"的事物，但是这两个术语并不等同。不但那些比词更小（词素和音素）或者比词更大（短语和句子）的语言单位皆可作为能指而运作，而且一些非语言的事物也皆可如此，诸如对象、关系以及症状行为等。对拉康而言，把某种事物刻化为一个能指的唯一条件，即在于它被铭刻进了一个系统之中，而在此系统中，它纯粹是凭借自己与该系统内其他元素之间的差异来呈现其自身价值的。能指的这一差异性特征，恰恰意味着它永远都无法具有某种单一或固定的意义。

拉康是在1957年引入"能指链条"这一术语的，以指称一系列能指被联系在一起的能指序列。一个能指链条从来都不可能是完整的，因为总是有可能给它添加上另一能指，永无止境，这在某种程度上也表达了欲望的永恒本质，出于这个原因，欲望是换喻性的。此种链条在意义的生产上也同样是换喻性的，意指并不呈现于链条上的任何一点，毋宁说，意义"坚持"从一个能指到另一个能指的运动之中。

参见迪伦·埃文斯. 拉康精神分析介绍性辞典[M]. 李新雨译，西南师范大学出版社，2021：352-354。

架""大块头""戳痛""激怒"等词语。这让我们能够通过她的言语，分离出一簇特定的、重复的、关于蒙娜的恋爱关系的符号界星丛[1]（constellation），一簇源于无意识的星丛。正如拉康所说，我们需要意识到"存在于主体无意识中的符号界星丛"。在倾听和承认这些能指的重复时，我们串联起一些"大块头的"男人，这些男人都对蒙娜"很硬气"，"背对着（她）"朝向另一个（圣洁的）女人。明确地表达出这种无意识的动力学，即一个三角形的欲望环路，这给蒙娜提供一个选择，即选择是否继续参与乃至创造这种潜在的关系模型，或者在她的恋爱关系中选择其他方式来定位自己。能指链的细节也引导我们解读蒙娜的许多躯体症状的意义，并将她的躯体痛苦与精神错乱联系起来。

　　第二个个案，"棺材中的男人：一例强迫症个案研究"，阐明了强迫神经症结构的一些定义特征，包括探讨强迫症所怀的疑问，即"我是死了还是活着？"，就如同这个个案在具体

1　constellation的字面意思是星座、星丛，也可以比喻突然聚集起来的一群人和一些东西，类似于中文中的"群星荟萃"。

情境中所展现的那样。本书探讨了强迫症与大他者[1]的关系，以及强迫症对待实存的策略。

　　马克斯提出的问题是，他情绪低落，缺乏动力，对自己的生活不满意。他还出现了高潮困难和严重的肠道问题。马克斯感到精疲力竭，因为他"无法停止思考"，他"脑子里想得太多了"。拉康建议我们将来访者的症状置于更广大的符号矩阵中，因为分析中的关键是"识别主体在符号秩序中的位置"，这一建议被证明是卓有成效的。鼓励马克斯通过言说来填写这个符号矩阵，这无疑会让他更好地理解自己的症状与生活中更大的担忧和疑问之间的关系。我们将马克斯的抑制与他出生的先决条件背后更大的矩阵以及他与大他者的关系联系起来。拉

1　"大他者之为另一主体"的意义相对于"大他者之为象征秩序"的意义而言是居于次要的，"大他者必须首先被看作一个位点，即言语在其中得以构成的位点"。因而，只有在次要的意义上，即在某一主体可能占据这一位置并为另一主体"化身为"大他者的意义上，我们才可能把大他者说成是一个主体。母亲是第一个相对于孩子而占据大他者位置的人，因为正是她在接受孩子的那些原始的啼哭，并且回溯性地将它们认定为某种特殊的信息。当孩子发现这个大他者是不完整的，即在大他者中存在着某种缺失的时候，阉割情结便会形成。参见迪伦·埃文斯. 拉康精神分析介绍性辞典[M]. 李新雨译，西南师范大学出版社，2021：257-259。

康的理论阐明了症状是如何与大他者的话语联系在一起的，这使得我们有可能对马克斯的症状有更深入的理解。确实，他父亲的话语，包括"你这个讨厌的家伙"（you're a pain in the ass）、"你脑子都在胡思乱想"（it's all in your head）等，这些被反复提及的话语可以被视为马克斯症状的措辞。将大他者的话语和能指链与马克斯的症状学联系起来，可以为马克斯原本谜一样的认知和行为提供意义。我们还重点关注这样一种防御，即对大他者进行抑制，想要以此来实现与大他者的分离和独立，我们也关注到马克斯试图使大他者在他生活中的在场变得无效，试图保留他的自我感。

马克斯高潮缺失、便秘、不停地思考，而当这些症状与马克斯自己的"排除"以及排除的同时想要保持自我感、想要**阻止**或延缓死亡的欲望关联起来时，就具有更多的意义了。当存在主义既定的死亡焦虑（决不要低估这一点）与强迫症的模式或神经症的疑问形式被联系起来时，对死亡焦虑的关注就会变得充实而具体，尤其是会在马克斯的症状、梦、自我认同以及我们的治疗关系中表现出来。

为什么马克斯的存在与死亡有着千丝万缕的联系？在他的

家庭中，我们发现了一笔"符号性的债务"，它以死亡的形式出现，这一死亡却无人提及；以家庭秘密的形式被压抑的东西在马克斯的实存中重现。我鼓励马克斯叙述那个掌管他出生的星丛，这个星丛在他的困扰中扮演了重要的角色，尽管是无意识的。拉康的理论认为，症状可以被理解为"对神经症疑问的重新表述，甚至是坚持"，这一点对于我理解马克斯的困境、痛苦以及抑制与不作为的倾向是不可或缺的。最后，我转送了一个梦，一个来自马克斯无意识的礼物，它简洁地突出了治疗的主题，包括对丧失的恐惧，以及死亡与阉割之间的联系。虽然死亡的重要性首先是由马克斯在我们的会谈中以实际的话语强加给我的，但是拉康对强迫神经症的表述无疑加深了我对这一个案的理解。

第三个个例是"谈到吐出它我（Id）：在符号层面定位症状"。丽莎在快要放弃博士项目时来寻求治疗。她一生中大部分时间都处于抑郁状态，但是这一个案显示了一种特定的症状，即对呕吐和呕吐物的惧怕和恐惧反应，以及精心制定的回避策略——一种与丽莎的记忆（她的家庭故事）有关的反向暴食症。

这一个案阐释了拉康派的概念，即症状是一种隐喻，要在看似毫无意义的症状中找寻意义，而不是立即消除它。因为"呕吐/呕吐物"不仅仅是一种物质或一种行为，它显示了丽莎被意识所压抑的欲望的能指。对丽莎来说，症状一开始是一个谜，一个无法理解的能指，但是通过语言表达、通过将生理功能与她个人历史中那些场景和能指联系起来，大量的材料得以带入治疗室并在后来得到了修通。丽莎的症状关联了她核心家庭矩阵中的所有人物，以及他们之间的无意识动力学和关系，也关联了丽莎与丧失以及大他者欲望的关系。这个特定的症状也代表并阐明了丽莎如何以厌恶和排斥来面对性；换言之，它表明了丽莎在无意识层面对性采取的立场。与这个症状工作对于打开压抑材料的宝库至关重要，并有助于缓解丽莎的抑郁。

"毒香肠个案：怀疑、梦、内疚及爱"，根据一个年轻人与他人的力比多[1]关系问题，以及他将爱与欲望分裂的倾向（这

---

1 力比多是弗洛伊德所假设的一种能量，主要作为性驱力的能量。它具有质和量两方面的特征。质的特征，比如作为爱与性驱力的能量。量的特征，即假设具有一定可观测的数量，虽然目前无法测量。力比多会经历产生、增减、分配和移置等过程，它会流动，也会固着。参见尚·拉普朗虚，尚-柏腾·彭大历斯. 精神分析辞汇[M]. 沈志中，王文基译，行人出版社，2001：241-242。

在强迫神经症结构中很常见，而且对临床理解很重要），探讨了沉思和犹豫这两种典型的强迫症状。

伊顿的犹豫不决表现在是否与女友分手的问题上，这种进退两难的局面使他身心疲惫。他将去爱且欲望谁这一抉择，转变成自己的症状。从这一点和其他方面来看，这一个案体现了强迫症倾向于反复思考生命中重要且重大的存在主义议题，比如爱和死亡。

伊顿陷入困境的力比多关系影响了他恋爱、性及家庭的关系。这个个案描述了强迫症的性关系和立场的错综复杂，尤其关系到禁令的作用和拉康所称的父性功能之时。这是通过描述这个个案的现象学细节和特异性来实现的，并提供了一个与马克斯个案不同的角度来描述强迫症。

伊顿对性感到相当内疚。他生活在恐惧之中，担心自己会因为那些色情的念头和行为而受到惩罚，他发现自己处于顽固而典型的强迫症困境中。这一个案描绘了强迫症在满足欲望和对抗欲望之间的挣扎。我们首先看到想要满足性快感的欲望，然后是对这种快感的禁止，满足与禁止以名副其实的"拉锯战"方式，以交替的、双相的方式得到表达。

　　任何与伊顿的性欲沾边的事物都受污染了，反过来，可以说，他用我所谓的"毒阳具"所接触的一切都会被污染。他在性方面这种奇怪却非常普遍的强迫特征是源于何处呢？正如我们将看到的，这源于他的个人历史，尤其是他与父亲的关系。每一个个案都展示了人们在世界中性的实存是如何承载他们个人史印记的，尽管每个人有其独特的方式。对伊顿而言，我们可以说，他的阳具遗产被烙上了一种有缺陷的、不合法的感觉印记，因此他接触到的一切都不会变成好的事物，而是变成腐烂的东西，而当他来找我咨询时，他发现自己陷入了性的僵局。

　　伊顿"牺牲"了自己的情欲和欲望，但他也以牺牲的立场开始了治疗。他刚进入治疗时在痛苦地抱怨，而在另一个层面上，他也从那些抱怨中得到享受，并开始表达出同等程度的享受。他说，在某种程度上，他是如何享受自己没有享受的，他获得了次级的满足感，一种放弃快乐手段的快乐。弗洛伊德曾经描述过这种通过放弃欲望来获得满足的矛盾现象（参见《文明及其不满》，1930a）；拉康将这种人类的怪事命名为享乐，享乐可以理解为从牺牲中获得满足的一种特殊方式，这就是为何享乐经常被理解为从痛苦中获得快乐。伊顿"牺牲"了自己的情欲和欲望，正如个案中一些细节所展示的那样。确实，我们从所有这5个个案中，可以追溯出许多非常特殊的享乐形式，同样地我们也可以追溯出，总是爱上一个人的特定无意识先决条件。

伊顿这个个案所阐明的另一方面，则是强迫症的攻击性所起的作用，其攻击性的特点是自我惩罚并渴望摧毁其欲望所依赖的东西（大他者）。这通常是一种被压抑的攻击。在伊顿这个个案的细节中，我们看到了这样一个环路，首先是攻击，接着是内疚，然后是利他主义的反向形成，这样的环路在强迫症的动力学中很常见。

最后，对梦的分析提供了一个通往无意识的重要途径，并让伊顿得以谈论他与父亲的符号性关系。我们详细讨论了一系列关于"父亲"的梦，因为这些梦与阳具的传承有关。事实证明，伊顿根据这些夜间梦境展开联想，并将父亲层面的各个失败的点串联起来，由此得到了丰硕的成果。父亲层面的这些失败可能导致了这个毒阳具的传递，而这个毒阳具集中体现在一个特定的梦中，也一直渗透在他与他人的各种关系中，并开枝散叶地延伸到他在世界中实存的方式的其他层面。

　　伊顿个案凸显了症状乃是**处于欲望和自我谴责之间**这一概念。伊顿的症状与前一个个案丽莎完全不同。癔症带来的结果是两个相互竞争的欲望妥协形成一个症状（通常通过转换形成），就如我们在丽莎个案中所见；而强迫症倾向于依次表达这两种倾向，一个接一个。伊顿个案确实突出了这一区别。

　　在最后一个个案研究中，"家庭成为束缚的纽带：服务员、缺失及丧失"，我们探索了莉莉在摆脱她正经历的生活时遇到的困难，即便她看到自己的生活一成不变。莉莉对于跟父亲一起生活的症状性固着是这样的，她没有容纳另一个男人的空间，也没有办法离开父母家或在家族生意之外找到工作。莉莉对家庭非常忠诚，她就像胶水一样把一切粘在一起，但是正如我们所见，她很有可能永远也逃不出家庭结构的旋涡，这个旋涡一直在拉着她，把她往回或往下拉。此处，我们发现一个场景特别符合弗洛伊德在《癔症研究》中的个案：留下来的女孩，嫁给了家庭，不断地支持家庭，这给她自己的精神和身体都造成了很大的损害。这正是莉莉尽职尽责去扮演的角色，即便她的神经症就是她对自己命运的抗议。莉莉这个个案阐明，我们如何在不同时代与文化背景下，发现了19世纪弗洛伊德的患者所面临的同样的存在主义困境。本书的个案应该促使我们重新思考，以防我们认为弗洛伊德所遇到和描述的癔症和强迫症已经消失。

在谈到家庭角色时，莉莉通过自己的言语不断地指向性别差异和阉割，但并没有明确地指出。莉莉在言说中穿插着以下几句话："我一次又一次地失去，什么也弥补不了了""除了失去，我什么都不知道""我没有权力""我崩溃了""我的生活就是彻头彻尾地失去"。

莉莉把她的丧失感和缺失感与父亲联系在一起。她对父亲的爱是显而易见的，但对父亲的极度愤怒也是如此的明显。莉莉对父亲有一种强烈的爱恨分裂，挣扎着表现为对父亲的仇恨。她利用这一分裂来破坏他。莉莉所压抑的对父亲的爱也在对他的怨恨中冒出头了。这一个案概述了"复仇"的概念，即由于过去感知到的不公正和后来对恢复原状的要求怀有许多不满。莉莉例证了癔症的要求，即要求恢复在她看来本该属于她的东西。

这一个案进一步阐明，莉莉的欲望结构是怎样的，以至于让她想成为填补大他者的缺失的必要存在，但同时又不让大他者得到满足，也进一步阐明这种欲望结构如何通过许多躯体化症状给莉莉造成巨大的身心痛苦。莉莉正在经历一场享乐危机。我们继而有了一场讨论，探讨莉莉需要什么，其中也探讨了"与大他者的欲望分离"这一概念。

我还将莉莉的欲望结构与她的症状形成及基本幻想联系起来，解释了莉莉如何无意识地回答她存在主义的疑问：我是父亲的仆人，这为她提供了一种实在感，不管是好是坏。所有这些都来自她的言语。我探讨了在拉康的基本幻想（作为潜在的无意识工作解释原则）这一概念中，是什么如此基本，以及基本幻想与常规的梦以及白日梦的区别是什么，而这个个案也详细说明了基本幻想是如何在治疗中得以表述、建构并运用的。我们看到莉莉的欲望是如何被表达出的幻想迅速卷入并拖累的。一方面，基本的幻想赋予她一种实存感，另一方面，基本幻想也固着并僵化她的欲望。

我还解释了莉莉想要成为阳具的欲望（want to be the phallus）与她的个人历史和家庭动力学之间的关系。"想要成为"（英文"want to be"，法文manque à être），这类概念在临床语境之外是很难理解的。确实，本书的癔症个案，其中有两个都指向了家庭里男孩和女孩受到区别对待，以及女性如何感觉到自己有缺失，并且想要被视为更强大、更有能力、更有价值，而不只是她们基于自己的性别和经历所感知的那样（这是癔症结构中一个常见的主题）。对于莉莉，我们也将她的丧失感与耗时耗力的家庭生意经营联系起来。她失去了童年和被爱的感觉，她想要被爱。

最后一章提出了一个有趣的问题：是否存在一个完整的分析或完整的治疗过程？如果存在，那么是什么要素构成了真正的分析"终结"，以及这些要素与分析工作的目标或目的有怎样的关系呢？当然，不同的精神分析学派会给出不同的答案。事实上，正如最后一章所讨论的，弗洛伊德和拉康给出的答案也各有差异。

最终，关于由什么构成真正的分析"终结"，拉康还在其工作的各个时期提供许多不同的表述。这些不同的概念化实际上是服务于不同的目的，还是说它们只是替代的概念化方式，其实谈论的都是一回事？而如果这些目标与幸福有关系的话，两者又有怎样的关系呢？本书的最后一章讨论了这些话题。

无意识仍然存在

　　虽然多年来弗洛伊德的观点在心理健康领域的重要性似乎有所减弱，但是在这一传统中仍然可以找到一些最有价值的东西。拉康是进入弗洛伊德的一种方式，这种方式既有趣又有用。这是与心理痛苦工作的一种更传统的方式，这种方式强调言说、倾听和无意识。我们可以类比瑜伽。当然，瑜伽是一种更古老的实践，但是和精神分析一样，瑜伽也有各种各样的流派和方法；然而，所有流派都运用体式和呼吸练习。同样地，所有的精神分析学派（至少在理论上）都认为，与无意识工作是最为重要的，而当他们都假定无意识会产生深远的影响时，他们的工作方式或者说治疗方式却会有所不同。没有多少人会说，更古典的瑜伽方式或者那些更接近古代的做法是愚蠢的。因为传统中往往有智慧，更新的未必更好。拉康派治疗同样是一种更为古典的谈话疗法和心理健康治疗。

　　拓展一下我的这个类比，一节瑜伽课可能会添加现代的元素，比如添加一首时髦的歌曲来鼓舞我们做到有难度的姿势，但瑜伽课的体式和结构，从一种体式到另一种体式的转变，仍然是基于古典系列，不过是带有现代的扭转。拉康是对弗洛伊德经典的回归，也带有现代的手法。有些人可能会质疑拉康能有多现代，因为他1981年就已经去世了（对我来说，这似乎不是很久远的事，但对我所教的18岁的学生来说，他们当时还没有出生，那似乎确实很久远了）。但因为理念和方法是旧时的而将其抛弃，这是不明智的。我们需要这种强调言语和语言对我们的人格、痛苦、疗愈及成长都至关重要的疗法。本着这种精神，我用现代的手法来呈现拉康派的个案。语境、背景和表达形式都是当代的，但问题、结构以及存在主义的困境都是非常古典的。

第一章 蒙娜的痛处：在癔症的欲望之路上领航

在这5个个案研究里，我都会对大量的材料进行取舍，重点突出治疗工作的某些方面。而在这一个案中，我聚焦于言语在识别一个人的（拉康会说是主体的）欲望的过程中所起的作用，以及这一欲望如何与大他者的欲望相联系，并映射到自我认同上，嵌入能指链的运作中。我还会讲解拉康所表述的"癔症的疑问"。倘若那些开头的语句里，只有只言片语甚至没有一句能够理解，那么这个个案会有望提供许多线索。我经常告诉我的学生，在运用拉康的理论时，我们必须深呼吸，面对不确定性而保持冷静。拉康的教导提醒我们要活在未知的领域，要倾听，要跟随能指。下面的个案也提供了一个与具有癔症结构的来访者一起工作的案例。下面首先简要讨论拉康的具体诊断模式。

诊断性的区分，拉康派的风格

拉康派取向区别于其他治疗模式的一个主要特征是采用的诊断系统。临床医生使用诊断类别来参照来访者的问题、症状、风格和普遍的关系模式。这些类别指引临床医生提出治疗建议。目前，美国大多数精神卫生专业人员都依靠DSM模式。[1]然而，拉康的诊断模式并不是常规的DSM，诊断系统的差异会使得不同流派的临床工作者之间的对话变得更加困难。我们正在使用不同的词汇，英语和法语之间的翻译屏障在DSM与拉康派的诊断分歧中反复出现。为了促进不同理论取向的从业者之间进一步对话，拉康派必须以一种能够与其他精神卫生专业人

---

1 "DSM模式"是基于美国精神病学协会《精神障碍诊断和统计手册》中概述的诊断体系，该手册目前已于2013年出版第5版。DSM第5版的出版引发了关于其有用性和有效性的大量对话（后文简称为DSM-5）。关于DSM-5的历史以及从拉康派和现象学的角度批判性地评价DSM-5，参见Vanhuele（2014）。

士产生共鸣的方式来阐明我们的诊断系统。

关于拉康的诊断模式，在英文世界里已有许多卓越的理论论述。就当前的目的而言，我将利用这里提出的5个个案研究来阐明神经症的两个类别，它们也被称为主体结构，属于神经症的范畴：癔症和强迫神经症，对此我将做一个非常简短的阐述。

拉康的诊断模式基于弗洛伊德的著作，以及各类古典的欧洲精神病学家，包括克雷佩林和克莱伦堡。与DSM不同的是，随着诊断分类的不断发展，拉康的诊断模式只有三个主要类别：神经症、倒错和精神病。根据拉康派的取向，临床工作者必须通过区分结构类别来定位主体。临床工作者问自己的第一个问题是：来访者是具有神经症、倒错还是精神病结构。这种区分十分重要，因为对于精神病患者和神经症患者，我们进行的工作极为不同。[1]我们当然不希望在一个具有精神病结构的来访者身上触发精神病的发作，而如果我们不小心的话，这也是有可能发生的。

倘若一个来访者被认为具有神经症结构，那么我们就要更具体地确定他是属于癔症、强迫症还是恐惧症的类型。这些类别并不像DSM那样由各种各样的症状群组成。虽然具有同种结构的人可能会表现出类似的症状，但仅凭这些类似的症状并不能确保是同种结构。我们必须理解症状如何联系于精神结构。要描述拉康派取向，主要在于阐明如何识别不同诊断类别之间的结构差异，它们在实践中实际是什么样子的，以及我们如何根据不同的诊断开展相应的工作。

关于区分癔症和强迫的结构，拉康指出，这两者都涉

1　关于这些类别还可以再次谈论很多，但也许最重要的是，拉康提出，神经症、倒错和精神病这三个类别分别对应于三种核心心理机制：压抑、否认和排除。我们的工作方式跟经受压抑或排除的人十分不同。在来访者与治疗师的关系中，以及在来访者与她自己言语的关系中，我们可以找到核心的诊断线索。因为分析工作是通过言语进行的，例如，当言语是从被压抑的地方返回时，相比于言语从被排除的地方返回时，言语的作用是不同的，所以在治疗中来访者的言语会不同，临床工作者的回应也应该不同。

及对他们的实存的疑问。然而，强迫症更关心的是存在的疑问，"作为一个活着的人，我是什么？"或者"是生存还是毁灭？"然而癔症的疑问则关乎性的实存，"成为一个女人会是怎样？"[1]有些熟悉拉康的人可能听说过，癔症的疑问是"我是谁？是男人还是女人？"但是他们可能依然没有理解这些内容。有个听说过这一表述的人问我："这到底是什么意思呢？"我发现，只有联系实际的人类临床经验，这些涉及两种结构的问题才可能得到充分理解。

在这一章中，我探讨了癔症这一诊断类别，并强调了癔症的疑问。当然，来访者（通常）不会在接受治疗时明确地表达出："我想知道成为一个女人会是怎样。"相反，神经症患者的疑问是一个"隐秘而沉默的疑问"。一个人通过症状、过失行为以及与他人和世界的关系来提出他的疑问。拉康从弗洛伊德的文本和临床现象中解读并提炼出这些疑问。事实上，拉康的主要贡献之一就是他阐述了这些与神经症结构有关的疑问。

1　拉康在许多文本中讨论这些结构问题。这些特定的表述见于《第三个研讨班》（Seminar Ⅲ，1993），具体参见pp. 180，168，及192–193。

　　在下文中，我将讨论拉康对癔症的表述如何指导我与一位来访者的临床工作。我会用蒙娜这个假名来指代她。我选择这个名字，部分原因是"蒙娜"这个发音同时指代性和痛苦。它引发与性有关的快乐并痛苦的感觉。它还意味着抱怨。的确，这位来访者抱怨着她的遭遇，尤其是在两性关系方面，并将她的痛苦归咎于大他者（Other）——我们将在下文回顾这一重要术语。另外，蒙娜的真实名字隐含着悲伤和性的含义，因此，虽然我为了保密而给她取了一个假名，但它仍然具有真实性。读者可能还会注意到，蒙娜这一能指与弗洛伊德笔下的"杜拉"（Dora）这个名字，在发音上有相似之处。杜拉是弗洛伊德最著名的癔症患者。在本章节后面，我们将有机会讨论杜拉。

　　可以肯定的是，名字总有它的含义。孩子的名字是父母欲望的最为突出的能指。作为一名治疗师，我特别关注来访者的名字，以及为什么会赐予这样一个特定的名字——围绕这个名字的故事。不管是无意识地还是有意识地，在将一个人安放于家庭以及更广大的社会环境时，名字往往具有不可或缺的重要性。

个案：他者、能指链以及吸引关注

在我们一起工作的早期，就可以明显看出蒙娜属于癔症的那一类。我的第一个线索是蒙娜谈得最多的内容——她大部分时间都在讨论她与男人的关系。癔症倾向于填满她的分析会谈，倾诉着她和大他者的关系，诉说着她嵌入大他者的欲望的位置；而强迫症，如我们在第二章和第四章中所见，则在努力地把大他者从他的话语中抹除，谈论着各种理论、这个世界，或是自己，尽可能脱离大他者。有一点是清晰明了的——蒙娜的话语意在追问大他者的欲望。

拉康以大写O明确区分"他者"（other）和"大他者"（Other）（在法语中，则是"autre"和"Autre"，因此在拉康的代数学中，符号a指的是"他者"，符号A指的是"大他者"）。"other"，也被称为"小他者"，或者同样的人，指的是其他人，和你或我相仿的人，我们经常与之竞争的人，以自我的对手的形式出现。"Other"，也被称为"大他者"，具有多种形式——大他者的言语，大他者的言说，大他者的律法，大他者的欲望，大他者的无意识等等。也许根据在与这个人的关系中所处的位置，我们很容易想到小他者与大他者之间的区别。不过，我可以指着一个"小他者"，例如某个兄弟姐妹或朋友，说她是某某人，是像我还是不像我；而"大他者"是抽象的，它实际上根本不是一个人，而是一个地点，一个位置，呈现于我与另一个人的任何关系中，并中介我们之间的关系。大他者持有一个地点或位置，可能是要求，欲望或权力。有一个例子是"老大哥"的概念，我们把它解释为一群人，他们把欲望和权力加在我们身上，但我们很难把"他们"压下去。我们也可以将其与国际象棋游戏进行比较，在国际象棋游戏中，我与其他玩家之间的关系是由游戏规则决定的。在任何游戏当中，都存在想象的成分——虚张声势、恫吓、对抗和引诱——但最终，像在国际象棋这样的游戏中，游戏规则决定了玩家之间的关系。同样地，大他者总是中介我们与他人的关系，尽管显然是以一种复杂得多的方式。如果我们以性关系为例，我们可以说，俄狄浦斯情结的问题会中介与性伴侣的接触。确实，精神分析表明，俄狄浦斯情结几乎是大他者的基石。

蒙娜相对于大他者的位置，被证明是典型的癔症位置。蒙娜的恋爱关系如何充当她欲望的支撑，这在我们一起工作的过程中被展现出来，也被证明是典型的癔症欲望的逻辑。倘若我们依次去看蒙娜与其生命中5个重要男人的关系，其神经症策略就得以十分清晰地阐明。每段关系都形成一个**欲望的三角环路**，其中包含了另一个女人不可避免的在场。这些关系为蒙娜提供了素材，她通过复杂的认同过程从这些素材中表述出"我是男人还是女人？"这个疑问的认同过程是癔症结构的特征。我们还将看到蒙娜如何将有关她的实存的癔症疑问具象化，包括她的躯体（即转换）症状，这些症状是癔症结构的特征，但不是决定性的特征。除了这个个案材料外，我还利用了弗洛伊德的《杜拉个案》（1963）以及拉康对《杜拉个案》的评论（1994）来阐明癔症欲望的逻辑。

关于大他者在主体生活中的呈现方式，拉康援引了他所称的"能指链的坚持"。[1]拉康似乎在交替使用"符号链"和"能指链"这两个词。由于某种原因，前者在他早期的作品中使用得更多，后者在他后期的作品中使用得更多。如果我们记得拉康在第三次讨论班上所说的"话语……是一种能指的时间链"，而能指链似乎是符号链和话语链的混合体，当然，话语是与符号界及无意识联系在一起的。拉康说，"符号秩序本身在主体之外，不同于他的存在，又决定他的存在"。符号链或能指链既"决定"人的存在，又与人分离，超越此人。它触及更广大的社会的、符号的矩阵以及个人所处的文化背景。语言就是一个完美的例子。这一能指链在一个人出生之前存在，并在他死后继续存在。当拉康说，"无意识从根本上是由语言建构、梭织、链接和编织而成的"，他便给出了能指链的另一种形象。这一能指或符号链也将主体赖以生活的隐含规则具象化。正如拉康所解释的，"一旦你进入符号的游戏中，你总是

1　对拉康的《第四个研讨班：对象关系》（*Le séminaire*，*Livre* IV：*La Relation d'Object*，1994）引用是法文版页码。我对《第四个研讨班》的译文有所改动。拉康对杜拉的评论贯穿于他的作品之中；他最广泛的评论可以在《第四个研讨班》《第三个研讨班》以及"关于转移的陈述"中找到。

被迫按照规则行事"。拉康分析工作的一个主要目的，是要明确地表述这条隐式的链条和支配来访者的生活的规则（来访者并不知晓这些规则），且要把它们用语言表达出来。密切关注并突显来访者的话语，阐明这一链条、这一张网，而这张网以他所不知晓的方式支撑并推动他向前。

通过对蒙娜与其生命中5个重要男人的关系的讨论，我们能够更具体地看到能指链和癔症的欲望逻辑。因此，我转向蒙娜的叙述，依次讲述约翰、卢克、马修、马克，以及排在最后但并非最不重要的，她的父亲。

提出的问题

当蒙娜开始治疗时，她快30岁了，还在念研究生。她通常每周参加一次治疗，但当她感到剧烈的痛苦或对自己的话语特别感兴趣时，尤其是当她联想到梦境时，她会一周来两三次。我建议她坚持每周两次，但她经常拒绝我的要求。我们可以从她每周会谈次数的波动中，发现她倾向于保持大他者的欲望，让大他者的欲望既有活力又不得满足，下文将对此进行探讨。

经过14个月的治疗，蒙娜在夏天"休息"了3个月，并表示这是由于日程安排问题。她在全职工作，并修完了学位。然而在我们的工作中，我们也走到了这样一步，我们正在讨论蒙娜自身的卷入以及她在她以某些方式安排的关系中所扮演的角色（下文将会具体介绍这些方式），这威胁到了她与人相处的"舒适的"方式。她的"休息"可以被视为避免承担责任及逃避了解责任的手段，尽管在某种程度上，这也是一种承认。而在另一个层面上，她可能也觉得，我在她认为是别人过错的事情上，过于强烈地将她推向自己的角色和责任，而她的"休息"可能就是在向我传达这条信息。或者她想要"休息"的欲望可能意指着我只是找错了目标，把事情搞砸了，尽管我并没有看到有任何特定的证据支持这一点（这并不意味着事实并非如此）。

重要的是，在这次夏天的"休息"过后，我给蒙娜打了电话，邀请她回到治疗中来。我邀请她回来是基于拉康的"分析家的欲望"的理论，正如拉康所说，这是精神分析运转的根本动力。这一欲望必须是开放而神秘的，是为来访者的欲望留置的**占位符**[1]（placeholder），而不是要来访者做x或成为y的特定欲望。正如芬克所说，"如果在治疗中有一种充当原动力的欲望，那就是分析家的欲望，而不是患者的欲望"。分析家所怀有的这种欲望，是想要工作继续，最为重要的是想要来访者言说，甚至说得更多。这是拉康派取向区别于许多其他流派一个方面。虽然许多心理治疗流派将参加分析工作的动力或渴望视为来访者的责任，因此把是否参加或者继续会谈的决定权交到来访者手中，拉康认为这是天真幼稚的。无知的激情、从症状和阻抗中所获得的满足和享受，通常都是必然的。分析家必须"保持这一位置"，即**保持想要患者继续工作、说得更多的欲望**，而当我打电话给蒙娜，邀请她继续和我谈话时，我就采用了这一位置。

蒙娜最初开始接受治疗，乃是因为她对自己的情感生活感到"心烦意乱"。连续几段她与男性的关系都出现了问题。而

1　占位符是先占住一个固定的位置，等着再往里面添加内容的符号，广泛用于计算机中各类文档的编辑，用于幻灯片上，就表现为一个虚框，虚框内部往往有"单击此处添加标题"之类的提示语，一旦鼠标点击之后，提示语会自动消失。

最近让她"落入情网"的男人，则突然"中断了关系"。"落入情网"，这个词是在我们第一次会谈时说出的，用得特别恰当。蒙娜的家族禁止婚前性行为，对女性来说尤其如此。蒙娜解释说，但是她家人并不介意他的兄弟们婚前发生性行为。她认为这是双重标准，也并非毫无道理。根据所处的宗教环境，蒙娜与非婚男性发生性关系会使她成为一个"堕落的女人"。在我与蒙娜工作的过程中，我发现，对她的能指进行断句并追问能指的来源和意义，这常常会引导我们去讨论她的症状的文化背景。

"中断了关系"这个短语同样是很重要的，因为蒙娜的缺失，在她遭受的痛苦中扮演重要的角色。在第一次会谈中，她呈现其问题的措辞是"一个（她）爱上的男人中断了关系"，这是非常重要且富有意义的。但是想要理解这句话在蒙娜的精神生活这个更广大的背景中是如何定位的，需要花费更多的时间和言语。

在我们的第一次会谈中，蒙娜也疑惑，"（她）到底怎么了？"她心爱的人怎么就离开了她。最近一次的分手造成了一种自恋的创伤，她特别怀疑自己对未来伴侣的选择。她选错

人了吗？为什么她生命中的男人总让她遭受痛苦和悲伤？蒙娜
期盼着我回答这些问题。她以一个要求开启治疗，这个要求是
想要知道为什么这些男人表现得这么差劲，她觉得我可能会知
道答案。换句话说，蒙娜以自怜自艾、"自我怜悯"的怨言来
开始我们的工作。她表现出对于自己在恋爱关系中"做错了什
么"一无所知。

拉康继柏拉图等人之后，论述了"三种基本的激情"：
爱、恨以及无知。"因此，进入分析的主体将自己放置于某种
程度上无知的位置"，与此同时，将分析家安放在知道一些事
情的人的位置，这是拉康派分析工作的基本条件。确实，当来
访者在多个层面上承担起责任时，这种无知会逐渐转变成主体
化的——也就是说，得以修通，得以拥有了。通过分析或治疗
过程，通过言说，来访者对于她在人际互动的辩证法中所扮演
的角色承担了更多的责任，她是其中的一分子，这一点在这个
个案中会明显展现出来。

在我们的第一次会谈中，蒙娜还抱怨说，从最近一次的
分手之后，她就"输掉了她的这场吵架"。她说："我的这场
吵架输了。"我觉得这个短语很奇怪。她不是说"这场吵架输

了"，而是说"我的这场吵架输了"。她失去了她的爱人，同时也输掉了这场吵架。当被问到这个问题时，蒙娜解释说，她想用这个短语表示，她无法再集中精力去完成功课或做其他事情了。她感觉已经累到紧张不安，精力也不如往常了。她是这样描述抑郁的。但是，正如我们将要看到的，不是去关注抑郁状态本身，而是要关注和处理蒙娜的（无意识的）欲望，这是拉康——弗洛伊德的追随者——提醒我们要做的，从而才能影响甚至缓解这些现象。回到她描述问题的措辞，我们可以看到，"输掉（她的）这场争吵"这句话，是构成蒙娜欲望的能指链的一部分。对蒙娜来说，吵架与欲望有关。

作为一个女性，她的爱人似乎不想要她了，而蒙娜对自己这一身份的追问引发了大量的、得到识别的焦虑。但这似乎也提供了某种可察觉而未被识别的或被误认的快乐。令蒙娜尤其生气的是，她的朋友和家人告诉她要"克服它"或者要"向前走"。她说，他们根本不明白"这次拒绝"对她来说有多"重要"；她希望被允许诉说她的困境。她说，她的朋友和亲戚（一遍又一遍）听到她的问题时都觉得"无聊"。因此，她来治疗，来向我诉说她的困境。确实，从某种意义上说，治疗提供了一种替代的快乐；在这个地方，蒙娜可以和一个愿意倾听的、被假设知道一些事情的人一起探索她的疑问和欲望，而这个人在这里是另一个女人，我们将看到她的重要性。

约翰的愿望

在我们的第一次会谈中，除了抱怨别人，蒙娜还告诉我，在她大学毕业之前，她一直都认为自己是因为"太自私"而不想要孩子。她会有时间和情人或丈夫待在一起，但没有时间和孩子待在一起。金钱、时间、情人或丈夫，这些是她欲望的对象。[1]但是蒙娜说，三年前，当她和约翰交往时，这种最初的"心态"发生了根本的变化。约翰想要一个家庭。约翰把这个愿望告诉了她，她的反应是接受。她通过与约翰的关系，也开

1　拉康采用精神分析的术语"对象"，精神分析学界并没有将"对象"一词的使用限制在无生命的事物上，而是将其扩展到部分或整体的人或事物，例如"我欲望的对象"。与拉康的许多概念一样，对象在他的作品中呈现出多种含义。对象在拉康理论中的角色，当然是凝缩的，有时还是混乱的。此处，我们发现理论和实践之间的平行过程：我们试图破译对象在治疗和理论中的多重角色。

始想要一个"意大利大家庭"，并告诉约翰一些她的新想法。根据蒙娜的说法，约翰听到她改变主意后，立即加入了神学院，成了一名神职人员。蒙娜对约翰的行为自然是感到心烦意乱，气愤不已，但是她说，由于和约翰的关系，她保住了自己的新位置，把注意力从工作和赚钱转移到了生儿育女上。她坚持着自己作为一位母亲这个新得到的认同，幻想着找一个男人当她孩子的父亲，然后搬到意大利——这个有着"温暖大家庭"的国家。就这样，她保持着对约翰的认同，甚至在约翰抛弃她之后，她仍然将约翰欲望的对象当成自己。蒙娜讲述了一个颇具讽刺意味的事情，即母亲一直希望蒙娜做个"传统的妻子和母亲"，而蒙娜以前的定位却是与母亲的愿望相违背的。令蒙娜感到惊奇的是，她"爱上了一个男人"，这个男人的欲望是想要孩子，而蒙娜为此也想要孩子。就这样，**蒙娜欲望着大他者欲望的东西**。拉康的名言是"人的欲望就是他者的欲望"。正如我们所见，作为癔症，蒙娜通过一系列的认同，不断将他者（和大他者）的欲望对象纳为自己的，由此例证这一位置。

蒙娜关于约翰的叙述集中体现出，蒙娜的欲望如何围绕着一个拒绝她并为了另一个女人离开她的男人而形成（在这种情况下，圣母玛利亚包含字面上的和比喻式的含义）。蒙娜所欲望的男人离开了她，转向了圣人。下文我们将会看到，蒙娜在早期的治疗会谈中所讲的这个故事，包含了符号链或能指链中的许多关键点，符号链或能指链带着蒙娜前行，并为她的欲望设置先决条件，而蒙娜或是我自己都不曾知晓。这个故事只是整个不断重复的、具有分形特性的矩阵的一部分。[1]而在蒙娜诉说的时候，我并不知晓；我只是去注意蒙娜的表现，注意她的词语。但我一直留意着类似和替代的模式（拉康派倾听的一个关键的层面），这一模式终究呈现在蒙娜的言语中了。换言之，如拉康所说，当它出现在蒙娜的言语中的时候，我"开始找寻无意识的欲望"。正如拉康所告诉我们的那样，这种无意识的欲望确实就位于能

1　"分形"性质指的是数学家伯努瓦·曼德勃罗的概念，即看似随机或不均匀的现象，如晶体、雪花或被侵蚀的海岸线，在这些现象中，相似的图案在逐渐变小的尺度上重复出现，实际上可以通过被定义为几何图形的东西来建模，现象的每个部分重复整体的统计学特征，这样一个非常具体的图案就会复制自己。

指链中。[1]因此，我倾听着蒙娜的欲望如何在大他者的欲望和话语中以及由大他者的欲望和话语所构建。

卢克：好事成三

蒙娜谈到了另一种模式：她和她所有的男友都吵架。而随着时间的推移，她清楚地说出，吵架点燃了她的激情。她主要是为其他女人而战，她说有些女人是"圣母"，有些是"性变态"，显然，蒙娜需要有第三者的参与才能和一个男人交往，这让她得以精心组织并嵌入欲望的环路。

例如，蒙娜把卢克描述为一个"混蛋"，这个混蛋总是"惹恼她"，总让她"气得直跺脚""把生活变成了炼狱"。蒙娜在一次高中的旅行中遇上卢克，她讲起这段校车之旅，那时卢克就拿她前阵子在聚会上喝大了的事情来"刺"她，还没完没了地跟她讲自己女朋友的事情。蒙娜被钩住了。在接下来

1　在《第十一个研讨班》中，拉康说道："分析的经验告诉我们，正是看到整个能指链条在大他者的欲望层面上开始活动，主体的欲望才被构建。"（这句译文有所修改）

的六年里，蒙娜和卢克总是为其他女人争吵，且常常是在床上结束他们激烈的争吵。与卢克的争吵，让蒙娜充满活力，感觉到自己还活着——确实，她说，这些争吵"助她读完了大学"（而且可能是最有趣的部分）。

蒙娜也和卢克的其他女人成为朋友，并"向她们学习"。她特别喜欢卢克的一个前女友朱莉。蒙娜和朱莉的友谊围绕着卢克。她说，和朱莉成为朋友真的"帮助且疗愈了卢克"。最终，朱莉想要卢克完全离开她的生活，而蒙娜（无意识地）则无法忍受这一点，因此结束了与朱莉的友谊。我在蒙娜的话语中听到的是：如果朱莉不再帮助蒙娜找到卢克的欲望之路，那朱莉又有什么用呢？就这一点而言，没有了另一个女人，卢克一个人有什么用？朱莉离开卢克后不久，蒙娜就结束了与卢克的关系。对蒙娜来说，在没有识别出这一点的情况下，从欲望的环路中去掉一个角色是无法忍受的，因为那时整个环路都崩溃了。

为什么即使蒙娜没有意识到这一点，也不想和卢克维持一对一的关系呢？因为通过欲望的路径，蒙娜认同了卢克并接受了他的欲望对象朱莉，反过来又用朱莉来帮助阐明这个问题，"是什么引发了卢克的欲望？"因为蒙娜渴望成为他欲望的原因，即她找到了一个答案，一个男人对另一个女人的欲望是什么。拉康说得很好，"对于（一段）关系中的双方，无论是主体和大他者，仅仅成为需要的主体或爱的对象是不够的——（一方）还必须为另一方占据欲望的起因的位置"。蒙娜出发了，尽管是无意识的，她要弄清楚这个起因是什么，如何成为这个起因。可以说，这是她的事业。

当然，蒙娜并没有用这些词语来描述这一情境；相反，她讨论了情境中的人物，以及她与他们之间的关系，包括她遭受了多大的痛苦，以及他们（在这个例子中是朱莉和卢克）如何把她置于感到为难的境地。

然而，经过了好几个月，我们开始注意到，这种画面和话语一再重复。其他女人取代了朱莉的位置，然后蒙娜和卢克的关系时断时续。蒙娜说，卢克给她看了他前未婚妻的照片后，她和卢克发生了最火热的体验。蒙娜从来没有见过她的肖像，蒙娜很是好奇。当蒙娜的欲望减弱时，他又将另一个女人引入这个环路。然后卢克和一个不信奉婚前性行为的女人订婚了。蒙娜大声质问，卢克到底看中了这个圣洁的女人什么。在一次治疗会谈中，蒙娜检视了卢克给出的一系列特征，并将让卢克产生欲望的原因和她自己进行了对比。通过选择其他女人以及通过"戳"蒙娜的方式，卢克仍然得以留存于画面当中。令我们备感焦灼的疑问是，到底是什么造就了这幕令蒙娜不知疲倦地一再重复、很是受挫却又如此吸引她的剧情？

马修：激怒是爱的证明

能指链在坚持。蒙娜和马修（她认为马修就是她的"真命天子"）的关系持续两个月后终止了，这便是起初将蒙娜带入治疗的原因。她称之为"压死骆驼的最后一根稻草"。蒙娜一直都希望能保持马修的欲望，可以说，她还想知道自己犯了什么"错误"，是否存在什么问题。她（准确地）表达了这样的担忧：如果她不明白发生了什么，这种模式就会重复——男人会一直"背对着"她（turning their backs to her）。我问："他们背对着你？"因为我以为那句话是"背靠着"某人（turn your back on someone）。"to"这个插入的单词，指的是一个男人背对着蒙娜，朝向另一个女人的画面。根据这个滑动的联想，蒙娜说，她怀疑马修有外遇，抛弃她去找另一个（更令其满足的）女人了。因为，当蒙娜去马修家和他谈分手的事情时，他不让蒙娜进他家。他转过身去，关上了门。蒙娜想象马修回到了一个在里面等着他的女人身边。

蒙娜和马修的关系从一开始就有其他女人在场的烙印。蒙娜是在一次派对上认识马修的，当时蒙娜看着马修向另一个女人献殷勤，但是却让蒙娜暗自神魂颠倒。马修有很多优点。蒙娜说她觉得他就是那个人。我问蒙娜是什么因素会让一个人成为"真命天子"？第一，她说马修是"大块头的"。第二，他的前女友已经去世了。蒙娜无意识地认为马修的欲望越过她，延伸到了这另一个女人身上，这种剧情在蒙娜的话语中并没有停止，相反，它在继续。这种关系可以用图1-1表示如下：

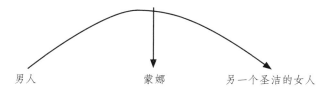

男人　　　　　　　蒙娜　　　　　　另一个圣洁的女人

图1-1　男人、蒙娜与另一个圣洁的女人之间的关系

这个男人是马修，另一个圣洁的女人是他已故的女友。在之前的关系中，男人是卢克和约翰，另一个圣洁的女人分别是身为处女的未婚妻与"圣母玛利亚"。

他们交往几个月后，马修接受了一份外地的工作，但是蒙娜还没有跟他说，她觉得自己怀孕了。马修没有告别就离开了这个州。蒙娜没有怀孕；她把没有怀孕的事以书面的形式告知了马修，但没有得到回复[1]。马修对蒙娜的这种态度，看起来很残酷，却似乎提高了他的地位。蒙娜怀疑马修有外遇，不管是在马修离开这个城市之前，还是她告诉马修自己怀孕之后，马修都冷冷地拒绝让她进屋里把事情说清楚。即便如此，蒙娜仍旧说马修是"真命天子"，甚至说是"多么好的一个人"。对蒙娜来说，"好人"和"真命天子"似乎与"大块头"和"虐待"（她用来形容马修的措辞）有关。我问蒙娜，在她的生活

1　马修和卢克最终都**转回头来**，表达了他们对蒙娜的爱，蒙娜在这两种情形下都回答说"太晚了"。在他们宣布爱意的时候，一个回心转意的男人，对蒙娜根本没有吸引力，无法刺激她的欲望。吸引人的是一个转向另一个女人的男人，或者如下文所述，是一种未满足的欲望，这是癔症中一种常见的欲望模式。然而，在治疗结束时，这种固着的欲望范式发生了变化。

中还有谁是"又大块又爱虐待人的"？她回答说，她的父亲。她补充说，她的父亲和马修还有其他相似之处——两人都"没有受过正规教育"，看起来像"伐木工人"。

通过一系列的投射，[1]蒙娜无意识地（后来在治疗当中通过交谈，又有意识地）将马修与她的父亲等同起来。这一点在蒙娜的一个梦里得到了强化。通过谈论自己的梦境，蒙娜把跟马修的争吵与跟父亲的吵架以及欲望的环路联系起来。蒙娜梦见马修打电话给她，当蒙娜拿起电话时，马修因为蒙娜不信任他而对蒙娜大吼大叫。蒙娜发现这个梦让她心烦意乱，她害怕马修会生她的气；她说她并不想要马修生她的气。我提到，在梦中以及在现实生活中，恐惧也可以代表一个愿望（我没有明确提到弗洛伊德，但是当然，识别出恐惧与无意识愿望相连是典型的弗洛伊德特色）。蒙娜吓了一跳。她为什么想要马修对她大喊大叫？她一直希望马修不要发狂！是我不知道吗？但是在这个干预之后，她说，也许她确实希望马修会对她大吼，因为

---

1 这是拉康描述爱的一种方式，是根据原始的爱的对象而对另一个对象进行一系列的投射。我们可以在这一个案中看到，蒙娜如何根据她父亲以及她作为孩子和年轻姑娘时所处的原初家庭情境而对"那些真命天子"进行投射。

这至少表明马修对她是这样或那样地在意，甚至至少马修还能想到她。马修"甚至没有吵一架"就离开了这个城市。他们至少可以吵一架；蒙娜已经"**输掉了（她的）这场争吵**"，这场她本希望自己拥有的争吵。我们第一次见面时，她用这句话来描述她的抑郁症状，现在她又用了这句话。

我请蒙娜多说几句。蒙娜由她的愿望或者恐惧联想到这样一个事情：在她的童年和青少年时期，她的父亲经常对她大喊大叫，他们也经常争吵。我问，"吵什么？"，蒙娜说，通常是关于蒙娜的兄弟姐妹和母亲。在那些"激烈的争吵"中，她感觉离父亲更近了——至少他们在互动。至少父亲注意到了她。至少卢克像她的父亲那样，还有点礼貌，会在意到发狂，会跟她吵架，会和她纠缠。蒙娜说："最糟糕的是冷漠。"对蒙娜来说，吵架意味着值得因她而吵架，为她去吵架，甚至为得到她而吵架。从这个意义上说，吵架是爱的信号或证明。只要对方不"冷漠"，她就没事。

而且，正如蒙娜说到和卢克一起的时候，争吵使她兴奋不已。确实，蒙娜会首先谈论她的论点和愤怒，由此将她那些蕴含着力比多的观念带入治疗对话中。**每当她提到或说出她的愤**

怒时，她的欲望就在她身后不远了。

马克和癔症的疑问

在她和马修的关系结束后，我们在一起工作了大约9个月，然后蒙娜开始和马克交往。这种关系，尽管是多重因素决定的，但集中体现了她的欲望如何在能指链中产生和维持，并为蒙娜提出癔症的疑问提供了素材。当蒙娜遇到马克时，他刚和苏西结束了六年的关系，正在暧昧的不是一个而是两个女人。因此，马克为了蒙娜放弃了两个女人，两人的关系就这样开始了。这是另一种模式。**蒙娜的爱人不得不放弃一些东西作为爱的证明。**而这么做的时候，即放弃一些东西时，他们的缺失就显露出来了。欲望与缺失是共同扩展的，因为一个人不能渴望他已经拥有的东西。为了保持大他者的欲望，癔症试图把缺失保持在适当的位置——保持大他者的缺失。当蒙娜的男人们不得不放弃他们想要的人的时候，大他者的这种缺失就凸显出来了。这是开始这种关系的先决条件。

这种模式在重复。在他们交往几个月后，马克告诉蒙娜，他和另一个女人有了外遇，但他补充说，她远不如蒙娜。蒙娜来接受治疗时心情烦乱，但仍流露出明显的快乐；当她谈到她"可怕"的新情况时，一种享乐[1]油然而生。在整个过程中，蒙娜似乎既难过又生气，但也很兴奋，很激动，她哭着，泪眼汪汪地问："为什么是我？"

在接下来的谈话中，蒙娜说她和马克的关系"有了很大的改善"。我通过重复"改善了？"这句话，以鼓励她继续说。蒙娜说，现在的关系比之前要好。这需要一段出轨（马克转向

1　要翻译jouissance（享乐）这个法语单词并掌握其含义并不简单。哈珀·柯林斯词典（Harper Collins Dictionary）将jouissance翻译为愉悦、享受、快乐、感官愉悦、快感及高潮。动词jouir的词形变化可以表示享受和高潮，但也可以变化为，例如douleur，表示遭受痛苦。芬克将享乐定义为"一种过度的快乐，导致一种被淹没或厌恶的感觉，但同时又提供了一种着迷的来源"。享乐是对快乐和痛苦的原始体验。我发现享乐的一般定义在临床工作中很有用处，它是由痛苦带来的满足感，是快乐和痛苦的奇怪混合物，是对我们而言最陌生的东西。这是我们所"享受"的。享乐以多种形式出现，在我们的日常生活中以及理论和临床上具有各种各样的功能。然后，在三角化之前，在通过父之名建立象征界之前，旺盛发展的最高享乐。这是为了进入符号秩序而被放弃和牺牲的享乐。还有一种是父性功能建立之后留给我们的享乐。在拉康后期的作品中，他区分了阳具享乐和他者享乐。阳具享乐与符号领域相联系，是由语言中介的，是可分析的。而他者享乐超越了言说的主体，仅限于那些具有女性结构的人，是无法分析的。其中的关键是生长出异质性的享乐。

另一个女人），接着对方会后悔，感觉很糟（就像她父亲在某些特定的场合那样），然后表现出放弃了另一个女人（揭示出缺失），蒙娜才感受到被爱和对马克的爱。蒙娜说，她最终很高兴发生了这段出轨。这会让她在和马克的关系中"处在更好的位置"。如何解释这一现象呢？马克放弃出轨既是爱的证明，也是对马克缺失的补充——他失去了一个他欲望的对象。

蒙娜下意识地把马克和父亲联系在一起，就像她对马修那样。马克和她的父亲都是大块头，没有受过正规的教育，有一种责备蒙娜的倾向。马克和蒙娜的父亲还有一个共同点，即两人都不喜欢孩子。马克想把他的时间和金钱花在"生活中的好东西"——物质财富和旅行冒险上，而不是花在孩子身上。蒙娜说，她理解这种心态，因为她自己曾经持有这种心态（在她和约翰建立关系之前），并通过与马克交谈以及遇到他的欲望，重新找到了这种心态。面对有关自己未来的决定，尤其是否要孩子的决定，蒙娜竭力去定位自己的欲望，而她自己的欲望在与不同男人的认同中摇摆不定。

此外，在蒙娜的眼中，马克和她的父亲都有另外一个女人，他们对这个女人的爱越过了蒙娜，而这另一个女人则变成了蒙娜幻想的对象。交往不久，蒙娜发现自己对马克的前女友苏西感到好奇。马克曾告诉蒙娜，与苏西亲热是一件美妙而不正常的事，这让他和苏西在一起生活了好几年。蒙娜经常幻想马克和苏西有耍杂技般的、"异常的"行为。在和马克亲热的时候，蒙娜幻想苏西在房间里，并想知道自己和苏西相比如何。蒙娜为什么要这么做？首先，在召唤苏西的时候，蒙娜可以成为马克欲望的原因，而又避免成为他享乐的原因。在一次会谈中，蒙娜兴奋地宣称："我想知道，是什么使得苏西这么棒！"这个情节，通过癔症的所有计策，示范了癔症如何试图避免成为大他者享乐的原因。但是为何会这样呢？芬克明确指出，"癔症是指那些觉得大他者的性满足令其反感，并试图避免成为大他者享受的对象的人。"她拒绝成为**"他享乐的原因"**。蒙娜不想成为马克享受的对象。相反，她想要让他欲望着她、爱她，让他通过她得不到完全满足。[1]她想成为引起他欲望的对象，但不是完全满足他欲望的对象。因此，蒙娜对另一个女人的幻想，例如苏西，提供了一个

1　拉康区分了爱、欲望和享乐。他关于这三者各自的特质的理论使我们能够更好地理解关系的困境和复杂性，这在这5个案例中得到了例证。

逃避的途径；癔症倾向于围绕这条逃避路线，围绕着维持她自己和她的伴侣未被满足的欲望，来安排她的恋爱关系，而拉康对癔症结构的表述（formalisation）依赖于这一倾向，即便她抱怨自己的命运。拉康精确地将癔症的欲望表述为"想要拥有未被满足的欲望的欲望"（2006，p.621/620）[1]。

> 关于癔症的欲望，拉康的另一种表述是，因为它被包裹在符号链中，所以它会重复，而不管我们是否喜欢它。拉康派分析家和理论家雅克·阿兰·米勒指出，爱是换喻的。基本对象和对象a之间存在联系，对象a借用了基本对象的某些特征……爱实际上表明，主体陷入了一个总是相同的选择。（1994，p. 10，译文有所修改）[2]

1　拉康从弗洛伊德《释梦》一书里屠夫机智的妻子这一个案中，以及从临床现象中提炼出这个表述。拉康利用屠夫妻子的梦来说明癔症的欲望，包括认同和三角化的作用。拉康对《屠夫的妻子》的解读与癔症的欲望有关。

2　我使用的是布鲁斯·芬克所提供的由米勒（1994）翻译的《爱的迷宫》（labyrinth of love）。不过，我按照"拉康在美国"的版本来标注页码。

　　蒙娜被迫选择了什么，或者她落入了什么陷阱？我提到，蒙娜在她的第一次会谈中所讲的故事是类分形的（fractal-like）——像水晶或雪花，以微缩的形式表现了整个结构。蒙娜的选择似乎陷入了这样一种模式：转向另一个女人（通常是一个处女）的男人。那么处女和马克的关系是怎样的呢？因为，考虑到重复的倾向和符号的自动性，我一直留意这方面，以防万一。当然，它浮出了水面；只是这一次，我们听到了主题的变化。有趣的是，剧中的处女是蒙娜。

　　蒙娜声称，他们刚开始交往时，马克认为她纯洁无瑕。在他们交往的前三个月，他们没有任何亲密行为，这对蒙娜来说是一段漫长的等待期。马克告诉蒙娜，他觉得她"太好了，如果他碰她一下，她会焚烧的"。她说，她通常是那种"在枝形吊灯上荡来荡去的女孩"，就在一年前，她还考虑过做一个施虐狂，但是和马克一起，她扮演了"好女孩"的角色，她认为这是马克想让她成为的或者想要她做的。她以为马克想要的东西是她所没有的，因此也就不可能完全地欲望着她，结果**他们的愿望都没有得到满足**。

为了充分理解这条能指链在剧情中的可替代性和换喻性，我们必须转向蒙娜最初的矩阵，也就是她在核心家庭中所扮演的角色，她在后来的关系中无意识地重复了这一角色。

父亲：我们的原始矩阵

上述内容与原始矩阵有何关系？原始矩阵关系到蒙娜在她的原生家庭中的位置，特别是在她与母亲及父亲的关系中，但也包括她与兄弟姐妹的关系中。尤其是，蒙娜有一个比她小两岁的弟弟（另一个"大个子"），她也认同她弟弟。例如，她称他为"球员"，有时她也这样称呼卢克和她自己。蒙娜经常愤怒地讨论不平等的待遇，她的两个兄弟总能得到那些好的待遇，比如不同的家务、用车的特权，以及根据不同性别所给予的期望和允许。从这个意义上说，阳具不仅与父亲有关，还与兄弟们有关，与之相伴的还有社会特权和个人权力。例如，蒙娜不被允许开她父亲的车，但她的兄弟们可以。确实，她的父母在两个兄弟上高中的时候就送车给了他们。蒙娜很晚才得到一辆车，那是作为她大学毕业的奖励。对蒙娜来说，汽车象征着她的冲突和男女之间的不平等。

在蒙娜没有来治疗的这段时间里，也就是当她"休息"的时候，她遭遇了一场车祸。她得到的那辆车被毁了，对她来说，那辆车是一个阳具，因为它代表了她年轻时没有的东西，以及她后来因为学术成就而得到的东西。蒙娜描述了她是如何艰难地与这次事故作斗争的；她感受到"巨大的丧失"并"再次抑郁"。她说，在她停止治疗的那段时间里，她花费了大量的精力来哀悼这一丧失。

关于她的父母，蒙娜描述她的父亲是一个刻薄、消极、势利的人，特别在意金钱和物质财产，并在情感上和语言上辱骂她和家人。蒙娜记得她12岁时，父亲对她说："我希望你从没有出生过。你花费的钱太多了！"他告诉她不要生孩子，因为"当你有了孩子，你就没有了钱，没有了时间，也失去了尊严。"这种情绪后来在马克对待孩子的立场上得到了呼应。就这样，蒙娜偶尔"自私地"不想要孩子的"心态"，成了她认同父亲的基础。拉康说，"当女性的问题以癔症的形式出现时，女性很容易通过最短路径提出问题，即认同父亲"。蒙娜的父亲告诉她，与其做一名母亲，不如做一名成功的律师赚钱。因此，我们可以从蒙娜想要放弃母亲身份并在事业和金钱上获得成功的愿望中看出，她认同她的父亲，并把他对金钱的欲望当成了她自己的欲望。确实，她考虑过成为一名律师。她的第一个理想是成为成功、富有以及独立的人，这与她对父亲的认同有关，而第二个理想是成为养育孩子的母亲，这与她对约翰的爱有关，但也与她的母亲有关。蒙娜说，她母亲"确实扮演了传统母亲的角色"。由此，我们看到了认同和欲望对象的变化。但是通过对另一个人，特别是对一个男人的认同来选择欲望对象，这样一种结构仍然是原封不动的。认同的过程和对象关系是癔症结构的特征。蒙娜在两种认同之间挣扎——一种是认同她的父亲，一个男人；另一种是认同她的母亲，一个女人。然而，蒙娜不喜欢明确而直接地把她的认同与父亲联系起来。在她的言语中，她坚持说，她"努力地不成为他那样的人"，但一次又一次地，她对他的认同和依恋影响了她的生活方式，这让她自己都感到惊讶。

蒙娜记得7岁时，她祖母对她说，她"就像她父亲一样"，她就退缩了。蒙娜回应说："但是我恨他。如果他死了，我会很高兴，妈妈会更高兴。"当我让蒙娜详细解释时，她说她的父亲总是批评她的母亲，所以她的母亲没有他会过得更好。从某种意义上说，我们可以把这理解为蒙娜在照顾她的母亲。蒙娜以母亲为爱的对象，由此接受了父亲欲望的对象。她希望她的父亲和母亲分开，这样她和母亲就能生活得更幸福。即使在这里，我们也能发现对父亲的认同。父亲有时表示，他不希望孩子们出现在生活中，这样他和妻子就可以平静地享受生活。或者我们也可以从反面来理解，这是弗洛伊德反复提醒我们要做的事情：蒙娜希望她的母亲离开她的父亲，这样她的父亲（和蒙娜）就会更快乐。因为在同一段对话中，蒙娜说："我希望我妈妈能离开（停顿）他（停顿）。她会更高兴的。"在"希望妈妈离开"之后出现的停顿是一个怀孕的停顿。如果妈妈走了，蒙娜就可以独享爸爸了。蒙娜还描述了她是如何与父亲就允许母亲外出工作的问题而争吵的，父亲反对母亲外出工作，而蒙娜希望母亲外出工作。蒙娜说，她"为了让**妈妈离开家，离开爸爸**，和爸爸打了起来"。这个语句有许多含义，必须在多个尺度上进行解读。

　　蒙娜的言语表明她对父亲有一种受压抑的欲望。从这个意义上说，蒙娜还没有完全摆脱她对父亲的俄狄浦斯情结。我们对神经症的了解，关键在于受压抑之物如何返回，以及如何通过言语返回。我们可以从语言上的关联，即蒙娜对情人的描述和对父亲的描述之间的关联，这时有人可能会反对，说这正是你期待从弗洛伊德的理论中得到的，所有弗洛伊德理论都以评论女性对父亲压抑的欲望为终点。也许正因为如此，我们必须严格遵守蒙娜自己的话。因为这种受压抑的欲望得以大声地说出来，而且这种受压抑的欲望正是在蒙娜用来描述她与父亲的交流和关系的词语、短语及能指的性含义中得以表达出来。蒙娜回忆说，她的父亲经常叫她"聪明鬼"（smart ass）和"悍妇"（ball buster）。她说她的父亲是**古怪的**（crotchety），就像在《坏脾气的人》中那样。但人们也在这个词中听到了crotch（胯部、裤裆）。的确，每当蒙娜提到她的父亲时，男性生殖器的意象就会浮现出来。她经常重复，"他是如此地大个儿"，并谈到她"激怒他"时得到的乐趣。当蒙娜谈到她父亲以及她和父亲之间的关系时，这些词语最容易出现在她的脑海里。这些能指，这些词的发音，产生了多重含义，其中有太多的含义蕴含不容忽视的性意味。她使用一个能指，指向多重事物。尽管蒙娜并没有意识到她在说什么，但是这些词语、短语之间的联系意味深长。当她用这些词语时，我

对这些词语进行断句、加以强调并说出来以反馈给她，她最终能
听到与这些词语相连的多重含义，尤其是受压抑的性（**一种立即
被压抑但在言语表面也非常显露的性**），而正是通过关注这些能
指，我们能够明白受压抑的内容，这是与神经症患者工作的关键
之处。对于拉康而言，我们从所有能选的词汇里选中的那些词语
真的很重要，如果我们去倾听，那些词语会告诉我们一些关于无
意识的有价值的东西。[1]

　　一方面，蒙娜强烈地坚持她对父亲的憎恨，但在他和她所
选择的欲望对象之间具有的词桥——一群对她硬气的"大"男
人，他们在语言上辱骂她，并转而去找其他女人——充斥在她
的话语之中。词桥的例子还可以继续罗列。例如，蒙娜用同样
的短语来形容卢克和她的父亲。她说这两个人都是"混蛋，让
生活变成了人间地狱"。在治疗过程中，我对这些词语这些加
以断句，再说给蒙娜听，从而指出了这条能指链的连续性和换
喻。这样，**我的角色就是充当她能指的仓库**。当我听到这些能

1　芬克说无意识"写在主体中，而主体没有意识到它。这种未知的知识被锁
定在能指之间的联系中——它就存在于这种联系之中"。

指的时候，我问："这些词语还能用在哪里？"这个问题表明这些词语可能是词桥。通过这项工作，蒙娜开始发现她说的话比她想象的要多，并开始把她自己关于情人的言语和关于父亲的言语联系起来。此外，她渐渐识别出关于她的欲望的重复模式，并开始听到她自己言语的多重含义。

然后就是她父亲爱谁的问题了。蒙娜形容她的母亲是圣洁的，奉献于他人，尤其是她的孩子，这样，蒙娜的父亲就转向了那个圣洁的处女，蒙娜的母亲。蒙娜转向她的母亲，把她看作是女性的象征，或者是女性的占位符，是她父亲欲望的原因。而且，虽然蒙娜的父亲爱的是蒙娜之外的一个女人（母亲），他却和蒙娜争吵。因此，我们在这里看到了我们现在所熟悉的星丛的基础。

蒙娜说她的母亲是她父亲唯一深爱的人；然而，他也和她母亲争吵，经常是为了钱，也为了要孩子。蒙娜11岁时，她妈妈又怀孕了。据蒙娜说，她的父亲想打掉这个未出生的孩子，但她的母亲不同意。这孩子生下来就有健康缺陷。蒙娜暗自认为，有先天缺陷的孩子是上帝对父亲的惩罚。当蒙娜被问及为何父亲要受惩罚时，她回答说，因为怀孕这件事太"可怕"

了。她说，父亲想打掉孩子，这太可怕了，但我们也能从蒙娜对创伤的描述中听到其他的可能性。父亲给母亲带来一个孩子，这对蒙娜来说是一种创伤。他需要受到惩罚。这可能在俄狄浦斯情结阶段的固着中起了一定作用。

蒙娜的父亲和母亲吵架时，蒙娜说她是唯一真**"激怒他"**的人。蒙娜通过承受父亲的责骂，站在了母亲的立场上。但我们也看到蒙娜认同她父亲，例如，她曾经告诉她的父母，有一天也会有一个人溺爱她，就像她的母亲溺爱她的父亲一样。在她的认同中，她被置于两者之间。我们可以用图1-2来表示这些关系：

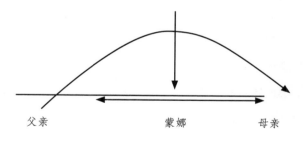

父亲　　　　　　　　　　蒙娜　　　　　　母亲

图1-2　父亲、蒙娜和母亲之间的关系

这个星丛在我们的工作中变得很明显。起初，蒙娜表示，她父亲的处境与她截然不同，因为"他是（她）唯一真正与之争吵的人"。当听过自己在会谈过程中言说之后，她把自己的初恋情人卢克也加入了这个名单。她说："这两个人是我唯一可以说'我恨他们'的人。"在这一点上，我补充道，"或者可以说，爱他们"。在说这句话的时候，我试图把对父亲的压抑的爱带入对话中，带入符号链的明确表达中。这是没有被恰当地符号化的，这会为被表达出的愤怒增加一个缺失的维度。蒙娜听到了这一干预，沉默了。停了一会儿，她说："是的，爱。"

将她对浪漫伴侣的话语映射到她的家庭历史上，并追溯她在各种关系中所扮演的角色，她欲望的先决条件之矩阵由此得到了解除，使蒙娜从她固着的主观立场和痛苦中得到更多的解脱。

运用杜拉来探索癔症的疑问

既然我们已经了解了这个案例，在这里我们可以利用弗洛伊德对杜拉的研究，把一些理论线索联系起来。拉康在《第四个研讨班：对象关系》中讨论了杜拉个案。杜拉代表了一种典型的癔症，我将利用拉康的讨论结果，来使我的个案概念化。

同时拉康的评论对我而言也一种警告，告诫我不要对我的来访者蒙娜做什么样的事情。

拉康认为，弗洛伊德与杜拉的工作之所以失败，是因为他不信任符号链的运作，而符号链正是精神分析学家进行干预的基础。换句话说，符号性的重复必须得到充分地理解。

拉康所称的"对符号链的坚持"，从定义上来说，是不为主体所知的。换句话说，主体并没有意识到符号链的坚持，而被这条符号链所牵引。拉康用图展示了这种坚持如何体现在杜拉的症状、梦境和治疗关系中。

弗洛伊德跟杜拉说，她不会承认也不会抗拒对她父亲的朋友K先生的爱，部分原因是她拒绝放弃对父亲的俄狄浦斯情结。弗洛伊德是这样解读杜拉的症状和梦境的。在一个脚注中，弗洛伊德告诉我们，他没有看到杜拉对于K夫人的依恋的重要性。拉康说，对癔症结构而言，K夫人是一个杜拉非常感兴趣的对象，特别是当杜拉处于四角恋（杜拉、她的父亲、K先生以及他的妻子K夫人）的位置上时。拉康对根据弗洛伊德的文本中收集到的内容进行表述时，他对这四角恋的观点不同于弗洛伊德。[1]
他说，通读整个个案，"你可以从中读出……杜拉欲望的真正
对象是极其模糊的"。确实，对弗洛伊德来说，停留在这种模
糊上是很重要的。相反，他向杜拉给出的解释，可以说，是出
于认同她欲望的对象而草率行事。

　　同样地，我们可以从整体的星丛和蒙娜在其中的位置来观
察蒙娜个案中的人物角色，认识到她的欲望对象的矛盾性。蒙
娜所欲望的是她生命中的男人，这些男人的女人，她的父亲，
还是她的母亲？也许更重要的是，是谁对蒙娜有欲望？也就是
说，她是因哪一项认同而欲望着呢？在这个环路中，这些人是
如何通过他们所占据的角色而吸引着蒙娜，我们可以从这点着
手，而非专注于她所欲望的对象。拉康说道：

　　　　为了知道如何在分析中对主体做出反应，方法是
　　首先确定他的自我所处的位置——弗洛伊德自己定义

1　杜拉个案及其引发的所有评论（例如，关于女性主义理论的评论，参见
Bernheimer & Kahane，1990），可用来说明个案研究如何有可能超越作者的
理论意图，从而对理论和实践的传播都非常有用。

的由言语内核构成的自我——换句话说，要弄清楚主体通过谁又是为谁而问出他的疑问。只要这一点还不为所知，我们就有可能误解必须在那里被认识的欲望和这个欲望所指向的对象的风险。

癔症用一种微妙的计谋捕获了这个对象，她的自我是第三人称。通过第三人称，主体享受了那个将她的疑问具象呈现出来的对象。

例如，拉康告诉我们，K先生的重要性，不是作为欲望的对象本身，而是他在杜拉与K夫人的关系中所扮演的角色。他的重要性体现在"作为力比多的链接"和"媒介"。可以说，K先生是一个中间人。同样，我们可以看到蒙娜生命中的男人都很重要，我们会问："有多重要呢？"

我们在前面已经看到，蒙娜倾向于认同她生活中的多个男人，并把他们的欲望对象（通常是其他女人）当作自己的着迷对象。蒙娜的欲望同样也是大他者的欲望。因此蒙娜对卢克的、马修的，尤其是马克的其他女人都非常感兴趣。拉康回应道：

癔症是通过代理（proxy）来爱恋的，你会在很多个案里发现这一点——癔症的对象是同性恋，癔症通过与异性的认同来接近这个同性恋的对象。

蒙娜的欲望依赖于大他者的欲望。在一个简单的图式中，我们可以看到癔症的三角化特征。蒙娜建立的三角恋可以这样来描述（如图1-3所示）：

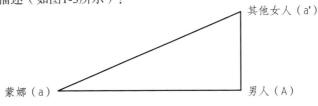

图1-3 蒙娜、其他女人与男人之间的关系

在这一图式中，a代表着自我（ego），a'代表着像我自己（我自己是原初的a）那样的另一个自我，A代表着大他者。我们可以代入各种人物。在卢克身上，另一个女人的位置经常变换（首先是朱莉，然后是他的处女未婚妻，等等），但这种结构仍然存在。男人的名字变了，但欲望的环路，即图中所示的

三角关系，却保持不变。最终，我们可以看到，原始的矩阵中父亲占据了最突出的大他者的位置A，而母亲代表着a'，即父亲所欲望的圣洁的其他女人，而蒙娜既认同于圣洁的其他女人（成为父亲所欲望的对象），又通过认同于父亲而将圣洁的其他女人作为"自己的"欲望的对象。

　　回到杜拉个案，拉康问，为什么杜拉对K夫人的依恋如此重要。我们也可以这样问蒙娜，例如，为什么她对马克的其他女人的依恋如此重要？当然，其他的女人也很重要，因为她们是蒙娜所认同的男人所追求的对象。这样蒙娜的欲望就是为了大他者的欲望。但是这些女人之所以重要，并不仅仅因为她们是大他者的欲望对象。拉康说，杜拉转向K夫人作为其大他者欲望的对象，回答了一个疑问。这个疑问是，"我父亲为什么喜欢K夫人？"拉康补充说，"整个情境被设置得就好像是杜拉提出了这个疑问"，并指出，K夫人对杜拉真正重要的原因是，她为她父亲的欲望之谜提供了一个可能的答案。

　　此外，拉康提醒我们，癔症是被女性气质的疑问所充满的。对于杜拉而言，K夫人代表"大写的女性"（Woman）的角色。杜拉的疑问是癔症的疑问："我是男人还是女人？"更具体地说，"女人是怎样的？"而K夫人本身就体现了这种功能。因此，杜拉的父亲和K先生之所以重要，不仅仅是因为俄狄浦斯情结的固着，更是因为杜拉通过认同于他们，而被指引着通往K夫人的道路，反过来，她也被指引着去理解自己作为一个性欲之人或一个女人的实存。

这一结构和蒙娜一样。正是通过她与她生命中的男人的认同，从她的父亲到马克，她被指引通往那些占据这个疑问位置的女人。至于杜拉的认同的可能性，拉康说，"你有多少个男人，她的自我就有多少种可能性的结晶"。蒙娜也是这样。我们可以画出蒙娜的场景，她过去常常问，"女人是怎样的？"以及"另一个女人如何能被爱呢？"这两个疑问。方式如图1-4所示，[1]

1　这一图式是效仿拉康为解释杜拉个案中的欲望环路而创建的图式。它基于拉康的L图式。拉康在"论对精神病进行任何可能治疗的一个先决问题"一文中，提出了L图式，并讨论了图中的四个角。L图式用来解释"向主体提出的存在的疑问……如何成为这样一个明确表达出来的疑问——'我在那里是什么？'——关于他的性别和他在实存中的偶然性"。也就是说，一方面，他是男人或女人，另一方面，他也可能不是男人或女人，这两方面结合了它们的神秘性，并将这种神秘打结在生殖和死亡的符号中。

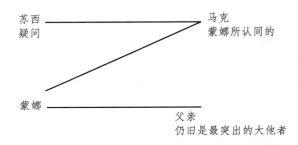

图1-4　蒙娜内心思想框架图

苏西占据了疑问的位置，而马克占据了蒙娜所认同的男人的位置，蒙娜则通过马克抵达苏西的位置。在这个环路中，蒙娜要想找到自己的位置，就需要先定位另一个女人的位置。这个位置可以看作是"疑问的形式"。我们看到，不同的男性和女性占据着两个较高的位置。在《第三个研讨班》中，拉康说，神经症患者的"症状是有价值的，它是对这个疑问的一种表述，一种重新表述，甚至是一种坚持"，这些情境和其他人是"主体用来表达他的疑问的材料"。因此，我们可以把这一场景看作一种材料，蒙娜用这种材料提出了癔症特有的疑问。

分析家的角色不是寻找答案本身，而是抓住相关的疑问

（以及疑问是如何被提出的），并把疑问带出来。[1]蒙娜确实把她的疑问具象化了。例如，和马修在一起时，蒙娜经历了某种癔症性的怀孕，提出了拉康在第三次研讨会上所说的癔症的疑问，"我是否拥有生育能力？"。拉康说："这个疑问显然被定位于大他者的层面，因为性的整合关联于符号性的识别"。这个疑问被指向了大他者角色中的马修。

疑问的躯体化

每个女人都在努力寻找这个问题的答案，即做一个女人意味着什么，蒙娜和杜拉也不例外。我们的社会倾向于给出的一个答案或定义是，做一个女人就是做一个母亲。蒙娜探索着这个可能的答案，探询母亲这个职业是否适合她。通过她的躯体症状，这在无意识层面上也很明显。癔症以其转换症状而闻名，尽管人们不能仅仅通过这些症状来定义癔症的结构。在蒙

---

1 如此，分析家必须像《危险边缘》游戏节目中的优秀选手一样，以问题的形式对自己的回答进行概念化和表述。

娜的个案中，她经历了三种主要的躯体症状，所有这些都与"怀孕和生育的幻想"有关。在第三次研讨会上，拉康研究了约瑟夫·艾斯勒电车列车员的个案。这个列车员症状是"以他的下肋部疼痛加剧为特征，这种疼痛从这个点开始，并使主体进入越来越不舒服的状态"。拉康认为，在这种创伤性癔症的个案下，列车员的症状学"陷入了这样一个问题：我是否拥有生育能力？"。相应地，我们可以从蒙娜的症状和结构中看出这个疑问是如何形成的。

　　例如，有一段时间，蒙娜抱怨说，她每次和马克亲热后都会流血。她去看了妇科医生，医生无法解释出血的原因。这发生在我们讨论马克不想要孩子的时候。就在这时，蒙娜提到她的父亲根本不想要孩子，几乎打算要打掉她的妹妹。蒙娜的流血似乎与她是否会成为一个母亲的疑问以及围绕这个疑问的讨论有关。在和我更充分地讨论了她的欲望之后，流血停止了。

　　蒙娜的另一个身体症状是分散性的、局部性的腰背部疼痛。同样，腰痛可能与怀孕有关。我问她，在何时第一次注意到这种疼痛。蒙娜这些腰背部疼痛的起源追溯到她12岁时，她"背着她最小的妹妹"穿过树林时，不得不跑起来。故事背景是她们正在逃离一只野生动物。"背着一个孩子"意味着母亲的姿态，在多重含义层面上也蕴含"怀孕"这一词语。在背着她妹妹（她父亲的孩子）跑步的时候，蒙娜扭伤了腰背部，导致"卧床休息"，这是怀孕的另一个潜在特征。腰背部的疼痛断断续续持续了好几年，根据这个情况，我们可以看到她的背部是**如何参与到对话中的**。

也许最不寻常、最具戏剧性且最具象征意义的是，在过去连续的三个圣诞节里，蒙娜都排出了肾结石。人们常说，排出肾结石就像分娩一样。在这段时间里，蒙娜性欲旺盛，生育的问题一直萦绕在她的脑海里。她的躯体症状——出血、由于"背着一个孩子"的背痛、在庆祝一个孩子出生的这个日子里，有物体经由她的身体排出——所有这些都是用来表达癔症的疑问的躯体化材料。因此，在蒙娜的话语、身体以及实存之中，我们看到癔症的疑问，像是以乐谱上的多个音高符号演奏出来一样。

在这一个案中，阳具的意指

蒙娜问，为什么她爱的男人离开了她——"她有什么问题吗？"她形容自己和自己的身体是"不合格"的。蒙娜意识到，她的父母对待她和她的兄弟是不一样的。因为她的兄弟是男性，他们被给予特殊的驾驶和外出特权。他们也被允许去约会，而蒙娜和她的姐妹们却被禁止这样做。蒙娜觉得她缺少那种能使她的兄弟享有特权的东西。这激怒了她，并引发了许多与她父亲的争论。她想要无关乎性别地被爱和平等对待。

谈到马克，蒙娜说："我无法改变我自己。但是，如果马克（尽管你也可以用这5个男人中的任何一个来代替）不能接受我的本来面目，那该怎么办呢？"从这个意义上说，蒙娜希望人们因为她所没有的东西而爱她。在《阳具的意指》一文中，拉康讨论了"主体……想要因为自身而被爱，并且给大他者发送一条信息，即'爱我所没拥有的'，包括阳具"。[1]

在许多方面，蒙娜把她的情人构筑为阳具；他们把阳具指示给她。然而，她也带出了他们的缺失。我们该如何理解这一点？米勒写道：

> 爱另一个人就是把他构筑为阳具，但是又想要被他所爱——也就是说，想要那被爱者成为一个爱人者——也就是阉割被爱者。拉康以以下方式分析了这个女人的爱情生活：她将男人构筑成阳具，同时秘密地阉割他……在爱人者与被爱者的关系中，爱人者的根本目的是把被爱者身上的缺失带出来。这正是癔症的公式。这一运作的基础是什么？很简单，这是对爱的要求。对爱的要求，由于它是对被爱的要求，因而是对大他者显露其缺失的要求。（译文有所修改）

1　在《第四个研讨班》的第七、第八两章中，拉康讨论了个案主体如何希望大他者是因她所没有的特质而爱她。

　　我们看到了蒙娜是如何带出这种缺失的，可以说，看到了她是如何让一个大个子倒下的。她和她生活中的男人打架，戏弄他们，在性方面欺骗他们（这最后一个方面，最初在她的叙述中被排除在外，但后来通过言语得以揭示出来），然后大声斥责他们欺骗了她。因此，除了"爱的机器人"，即能指链坚持的方式，"阉割在爱中的含意"与对被爱的要求有关，也在这个个案中得以展现。

　　读者可能会问，为什么分析家，尤其是拉康派分析家，经常在他们的解释中诉诸阳具的作用。在这个个案中，我在讨论的是癔症的欲望，它与大他者的欲望绑定。阳具是"大他者欲望的能指"。在我们的文化中，阳具仍然是非常突出的被欲望的对象。此外，米勒澄清说，"为了使主体在符号秩序中处于他或她的适当位置，主体必须参照阳具的意指"。也就是说，在我们的文化中，就符号化而言，可以这么说，抓住阳具更容易。因此，要想理解蒙娜在符号秩序中的位置，识别她在与阳具的关系中所处的位置很重要的，阳具是阉割的一种标记。

　　我们已经看到，蒙娜是如何把她的爱情生活作为素材呈现给我的，通过这些素材，她以多种形式构建了癔症的疑问。然而，仍然存在另一个问题。这种癔症的疑问与蒙娜的精神结构以及她的欲望的星丛，所有这些是如何在我们的关系当中呈现的？拉康提醒我们，能指链的坚持在杜拉与弗洛伊德的关系中得到了体现。我上文详述的能指链是如何在我与蒙娜的关系中体现出来的？让我们转到转移[1]和反转移。

转移与反转移：引起这一疑问

拉康声明，转移"本质上发生在符号表达的层面"，并且在治疗中很有用处，因为它涉及能指链的坚持。通过各种方式，我发现了蒙娜根据能指链将我安放的位置，以及这种转移如何牵涉上述的无意识矩阵的重复。

1　转移（transference），这个术语目前被翻译为移情或转移，翻译为移情比较多见，但是考虑到被转移之物涉及的不仅是情感，本书将它翻译为"转移"。最初对弗洛伊德而言，转移只是情感由一表象移置到另一个表象的一种特例。后来弗洛伊德也将这一概念发展为对过去经验和对父母的态度等的重复（以新的样式或版本重演），被转移的主要是精神现实，即最深层的无意识欲望及其相关幻想。随着精神分析理论的发展，被转移之物可能涉及情感、想法、态度、冲动、欲望、幻想、行为模式、对象/客体关系类型等。读者可参阅本书第一章、第二章、第四章末尾关于转移的讨论。——译者注

　　例如，蒙娜经常让我扮演另一个女人的角色。蒙娜说："我见到了你，然后我和他打了起来。"就这样，我成了另一个女人，那个点燃她对伴侣的愤怒与欲望的女人。她来接受治疗，并和她的伴侣讨论她的沮丧，而后满腔激情或满怀愤怒地离开。这也提供了一种替代满足，而她的症状与结构本身曾经提供一种替代满足，现在却无法提供替代满足了；这让蒙娜觉得事情"更有趣了"，因此，她把我安放在了第三者的位置上，而第三者帮她领航她与大他者的关系。

　　而且，考虑到她的癔症结构，这毫不奇怪，蒙娜试图把我定位成一个能回答"女人是怎样的？"或者"一个女人怎样才能被爱？"这种疑问的女人。她把我定位成一个了解她的人，一个可以为她指路的人。我在分配给我的位置上该怎样操作？我把蒙娜放置在癔症的类别里，这在转移中对我的工作有什么影响？这和我跟强迫精神结构之人的工作是不一样的，我不需要将我的相异性（Otherness）带入诊室，这一点我会在其他章节中讨论。相反，我知道癔症如何研究大他者的欲望，以寻找她自己的欲望的疑问的答案，所以我试图使自己的欲望保持神秘，既不在这里，也不在那里，以免进一步异化她的欲望。

　　我把自身置于疑问的位置上，而非答案的位置上。我鼓励蒙娜对她自己的话语，因此也包括对她自己的欲望，提出疑问并进行检查。我们不能只提供一个答案，"你就是这个"或者"你就是欲望着X"。因为那样只会使蒙娜的欲望在与大他者的欲望的关系中继续异化，而在这个个案中，大他者的欲望是我自己的欲望。相反，正如精神分析家科莱特·索莱尔所说，"当主体向分析家提出自己的要求时，分析家用其自己的疑问来回应，即'你想要什么？'这就是为何我会说，'你想要什么？'正是这一答案"。你必须要让癔症主体来工作。因此，我继续询问蒙娜她想要什么。当我这样做时，我发现拉康的癔症结构公式是一种很有用处的指导原则。

　　那么关于反转移呢？拉康对杜拉个案的处理提醒我们，弗洛伊德执迷于爱的对象（K先生、杜拉的父亲，而最终落到弗洛伊德自己），却忽略了他们在认同过程中的重要性，而事实证明，就整体结构而言，认同过程更为重要。要吸取的教训是要看到这个结构在起作用，并在治疗中把它带到眼前。我和蒙娜一起瞄准了这一点。这让蒙娜有机会看到一种不断重复的动力，而不只是抱怨她的痛苦和快乐，并让她看到且说出她在这个游戏中所扮演的角色，以及她是如何安排这个场景的，有时是好的，有时是坏的。这让我们可以更少去聚焦她在某个时刻欲望着谁、她各种关系的具体细节这些方面（因为这肯定会导致永无止境的分析），而可以更多去关注她如何欲望又经由谁而欲望。我们在她的精神结构这个大背景之下观察她的关系。

　　为什么弗洛伊德无法以拉康所描述的方式来面对杜拉？拉康认为，这是由于弗洛伊德自己的反转移。首先，弗洛伊德有一种倾向，就是不太擅长与像杜拉那样让他觉得有魅力的女性一起工作。其次，弗洛伊德认同杜拉的父亲，这在他的解释和概念化中起了一定的作用。最后，我们知道"女人想要什么？"这一疑问直到生命的最后一刻都萦绕在弗洛伊德（以及许多男人和女人）的心头。同样，拉康发现了一个结构性的元素。拉康说：

　　　　弗洛伊德的自我拓扑学向我们展示了，癔症，或者强迫症，是如何利用他或她的自我来提出这个疑问的，确切地说，是为了不提出这个疑问。……神经症患者处于一个对称的位置，他就是那个我们追问自己的疑问，确实，因为这个疑问对我们的影响和对他一样大，以至于我们对更精确地表达这个疑问非常地抵触。

拉康让我们注意这样一个事实，即神经症患者的疑问可能对我们构成威胁，作为临床工作者，我们可能很不愿意去识别这个疑问，或者迅速回答这个疑问。

如果我否认或压抑这一疑问在蒙娜的生活中所起的作用，那就是我的失职了。然而，我的反转移也有可能成为障碍。在我们一起工作的时候，我只比蒙娜稍大一点，那时我也在思考关于孩子和事业，以及这两者是如何交叉并与认同联系在一起的。存在这样一个风险，即蒙娜和我有可能会停留在想象层面上，陷入想象层面的关系和认同。[1]蒙娜所讨论的那些话题（我能生育吗？作为一个性的和欲望的实存，我是怎样的？我在工作和养育孩子方面的位置是什么？）击中了我的要害；这些话

---

1 转移关系如何陷入想象维度，以及反转移中的想象如何对治疗产生负面影响，关于这些的有趣讨论，参见格里格对露丝·马克·布伦瑞克继弗洛伊德之后与狼人开展工作的描述。这也是个案材料如何用于对话和精神分析思想传播的另一个例子。

题更能在个人层面上与我产生共鸣。相比之下，其他一些话题没有那么强烈的共鸣，比如在与生死的关系中的抑制，这在我与强迫症的来访者的工作中展现出来，我将在下一章讨论这个来访者。在督导（supervision，字面意思是"高级视察"）中，拉康巧妙地把督导称为"高级聆听"（super-audition），我讨论了自己对事业、孩子和恋爱关系的感受，以便在与蒙娜工作时不让这些事情影响到我。我必须小心，不要让自己的欲望、经历和信仰（反转移的一部分）渗透并影响治疗。如果我不小心的话，蒙娜可以很容易地通过对我的认同来了解我的欲望，甚至采纳或挫败我自己的欲望。换句话说，我必须努力让自己的欲望保持谜一样的神秘。我不是根据自己的人格和欲望进行工作，而是试图将自己代入明家[1]的角色中，如同拉康在"治疗的方向"一文中所建议的，他使用打桥牌的隐喻来解释说，分析家必须将自身置于这样一个位置，即鼓励主体（分析者）去猜她自己手里的牌是什么，甚至她自己都不知道。分析家通过她作为一个倾听者的位置来定位自己。我处在所谓明家的位置，鼓励蒙娜去猜她自己的无意识里握的是什么牌。

1　桥牌是一项由四个人参与的扑克牌游戏，桥牌中明家又称为明手，在庄家的对面，是庄家的搭档，而另外两人组成搭档与庄家明家对抗。庄家左手的下家称作首攻，在首攻人打出第一张牌之后，明家将自己的牌全部亮明。此后，明家无法操作自己的牌，却可以看到庄家的牌。明家的牌由庄家控制，明家没有任何决定权，也不能建议庄家如何打牌。分析家处于庄家与明家的位置，分析者及其无意识则处于首攻人及其搭档的位置。分析家"在此的目的与打桥牌时并不相同。倒不如说是分析家由此给自己找了一个我们在这项游戏中称之为明家的帮手，但这是为了让第四者（分析者的无意识）出现，这个第四者将在此作为分析者的搭档，而分析家则将试图以自己的打法来让分析者猜出其搭档手中的牌"。——译者注

参见拉康.《治疗的方向及其力量的原则》第一节（详注版）[DB/OL]李新雨译. https://www.douban.com/note/332698238/,2014-02-26。

结尾：有答案了吗？

蒙娜在达到我们所谓的"完成"之前就结束了我们的工作，[1]那时她搬到了另一个州，在另一个项目中继续研究生学业。[2]她决定继续沿着一条职业道路走下去，但不是想成为律师或教师（她第一次来找我咨询时幻想成为律师或教师），而是成为咨询顾问。她说，这是她一直所欲望的，但是在治疗之前，她从未想到"原来这就是她想要的"。[3]她和马克一起搬

1　关于完整的分析这个概念的讨论，参见本书最后一章。

2　在我开展这项工作的时候，也就是十多年前，我还没有与来访者进行电话会谈或运用像Skype之类的远程通信系统。如今，如果来访者搬迁去外地，通过这种远程通信技术继续与来访者工作的情况更为常见。

3　人们可能会对蒙娜的这一职业变动产生怀疑，担心这是对治疗师的认同在发挥作用。因为这项治疗工作在达到完整之前就结束了，所以我们无法根据蒙娜的经历（包括这项治疗工作很有趣、认同程度有多高），来确定这一职业变动在多大程度上是蒙娜自己的欲望。可以肯定的是，过早终止分析会有一个风险，即患者身上遗留对分析家的强烈认同，而这种认同本身也需要接受分析。正如弗洛伊德所言，"在（被摧残的）模拟画像中并没有什么被摧毁"。

走，他们正在讨论结婚生子的可能性。蒙娜解释说，关于生孩子对她来说到底有多重要，之前她"摇摆不定"，但现在她正在"为（她）自己"去弄清楚这一点，因而在此处我们可以听到，她更少受到大他者欲望束缚了。关于她和马克的关系，蒙娜说，它"并不完美"。换句话说，它留下了一些可以欲望的**东西**，但它"还会继续不完美——至少现在还是"。她描述了她和马克如何在某些方面都存在不足，但他们仍然可以彼此相爱。确实，蒙娜似乎对自己的位置更能接受了，对自己获得满足的方式也有了辨别，甚至有所改变。通过言说，她获得了更多有关她可以欲望谁、可以怎样去欲望的自由；她的欲望和欲望的方式，相比过去变得更意识化。

蒙娜在开始我们的工作时，抱怨说她发现自己经常处于嫉妒的狂怒之中，并为她的伴侣是否欲望她而焦虑不安，然而，蒙娜在结束我们的工作时，对她在关系模式中所扮演的角色有了更多的理解，焦虑也变得更少了。蒙娜对自己的欲望有了更多的识别，这是拉康最早提出的分析的目标之一。[1]另外，蒙

---

1 拉康说明，分析的目标是"对欲望的识别"。

娜有一种经验，就是把她的欲望用语言表达出来，说给我听。拉康说道："只有当一种欲望被表达出来，在他者面前被命名的时候，这种欲望，无论它是什么，才会得到完全意义上的识别"。一旦它得以向他者表达出来，它很可能已经改变了。拉康在《第二个研讨班》中说道：

> 主体应当识别并命名他的欲望；这就是有效的分析行动。但这不是一个识别某种完全既定的东西的问题……在命名的过程中，主体在这个世界上创造并带出一种新的在场。

换句话说，在治疗过程中，来访者的欲望被重新构建。正是通过治疗，蒙娜开始意识到她在欲望的编排中所扮演的角色，在这样做的过程中，她同时经历了这一欲望的转变。

蒙娜清楚地说出了一些以前一直是谜一样的东西，包括男人魅力的无意识的先决条件。米勒说道：

> 分析可以让主体确定是什么让他坠入爱河，使

得他欲望。……弗洛伊德关于爱情生活心理学著作的核心就是，几乎以数学公式的方式，确定某些主体的爱的条件，例如，一个男人只能对别人的妻子产生欲望。这一需求会有不同的形态：他可能只能欲望一个忠诚的已婚女人，或者一个不忠诚的、可以很容易依附于"任何男人"的女人。这导致了主体饱受嫉妒情感之苦，但分析表明，这是女性魅力的重要组成部分，决定她具有魅力的无意识状态。

蒙娜在一定程度上确定了是什么让她坠入爱河。她仍在受苦，但那是另一种受苦，因为她开始理解自己在其中所扮演的角色。她不再一味指责大他者，而是更加清楚地看到，她如何享乐于某种不满足的、强烈的欲望。就目前而言，这已经足够令她满足了。她能够更加自由和轻松地工作和恋爱。

在我和蒙娜的工作中，我尽量不去关注她的对象选择并忽视她生活中的男人。在某种程度上，我开始把蒙娜的人际关系看作是她精神结构的产物。在这方面，拉康对弗洛伊德所做的批评对我很有帮助。拉康提醒我们，弗洛伊德在与杜拉的工作中"太过专注于对象的问题，也就是说，他没有带出其中所隐含的基本的主体的**双重性**（duplicité）。他先问自己，杜拉欲望的是什么，然后才问自己，杜拉心里装入了**哪些人**的欲望"。[1]我和蒙娜一起探索，蒙娜心里装入了哪些人的欲望；我们检视了她的欲望如何来自对各种男人的各种认同，以及如何来自她将他们的欲望对象当作自己的。如此，我们进行了一场冒险——通过言说——以便将蒙娜的欲望从大他者的欲望中进一步解放出来。我的目的是引导治疗，使蒙娜的欲望与大他者的欲望更加分离。对于癔症而言，这通常是一个很有价值的分析目标，而对于那些本书里所讨论的与癔症结构工作的个案而言，与这个目的类似的一种模式即将出现。

　　在蒙娜所维持的星丛中，那些未被识别的快乐是非常关键的，我也对这些快乐进行了断句，强调了蒙娜提出问题时所表达的那些焦虑也可被视为享受与满足。如此一来，我们也强调

1　罗素·格里格（Russell Grigg）在翻译拉康的《第三个研讨班》时，将"duplicité"翻译为"duality"，以避免牵涉拉康关于能指与所指的双重性（duplicity）这一概念。我留下了原始的法语单词，因为无论用二元性（duality）还是用双重性（duplicity），似乎都不足以表达其含义。

了蒙娜的享乐。

回过头来看，我会认为，辩证的过程正在进行中。芬克将拉康的术语"辩证法"诠释为：

> 要求被交换成欲望，放弃固着，得以运动……当这种转变发生时，患者就进入了辩证的分析过程——辩证的意思是，患者可以自由地说，"是的，我就是想要那个；转念再一想，说我并不是真的想要那个；然后再想想，说我真正想要的是……"患者不再觉得他或她必须前后一致；他或她可以在第一次会谈中断言有一个欲望，在第二次会谈中反驳它，在第三次会谈中重申它并稍微改变它，以此类推。"

芬克接着说，通过辩证法，**"欲望得以运动，释放要求所固有的固着"**。这个术语也指，直面和质疑我们的叙述中存在的矛盾和漏洞，这与柏拉图和苏格拉底等希腊哲学家有关，他们让对话者质疑自己的回答。

通过我们的交谈，蒙娜使她的欲望辩证起来。交谈帮助她解开了她的欲望的无意识环路，为她提供了更多的运动空间，尤其是在她的恋爱关系中，但不限于此。这个过程极大地影响了她的症状——她身体上的不适在慢慢减轻或完全消失了，她的抑郁现象也消失了。

第二章　棺材中的男人：一例强迫症个案研究

　　马克斯在他将近30岁的时候开始和我一起治疗。在一年多的时间里，他每周参加一次会谈，但不定期。没有任何征兆，也没有任何联系，他便停止了治疗，当时我觉得我们的工作还没有完成。[1]不过，这一个案仍然充分说明了强迫结构的某些方面。

　　癔症和强迫神经症之间的对比可以用鲜明的语言来表达。对于蒙娜，我们关注的是，作为癔症，她的欲望的疑问，而对于马克斯，呈现出来的情况像是欲望的缺乏。这并不是真的，对于强迫症以及任何活着的人来说，情况都并非如此。但强迫

1　从拉康派的视角来讨论一个完整的分析可能由什么构成，即分析的各种目标和结局，参见本书的最后一章。

症愿意这么想，因此对其而言，最基本的问题归结为："我是死是活？"在与强迫症打交道时，死亡、时间、内疚倾向于以相关的模式显现出来。那么，让我们来探讨一下，马克斯的言语如何将这些概念带出来，以及拉康派理论如何启发我与马克斯共同的工作。

"一个不合时宜的人"[1]：提出的问题

马克斯主要抱怨自己没有处在人生这个阶段应该在的位置（事实上，他从来没有在正确的时间出现在正确的地方）。空间和时间的隐喻穿插在他的言语中。他认为自己是一个"大孩子"，27岁的他"应该在生活中走得更远"。他瘫坐在沙发上，手里抓着一瓶汽水，穿着宽松的牛仔裤，戴着棒球帽。在我们第一次见面时，他告诉我，他"完全不知道一个27岁的人

1　这件事让我想起了埃尔维斯·科斯特洛（Elvis Costello）在他的歌曲《不合时宜的人》（Man Out of Time，1982）中精彩的歌词："他的脑子像下水道，他的心像冰箱。他甘愿受辱，并为此付出代价。谋杀我的爱人是一种犯罪，但你还会爱一个不合时宜的人吗？"

应该怎么做"。我们很快就会深入理解他所提出的问题，以及其措辞所蕴含的多重含义。马克斯还抱怨自己"缺乏方向"，尤其是在恋爱和工作方面。我们将看到，马克斯通过这些穿插在他陈述中的时空隐喻，说出了那些他不知道自己已然知晓的东西。他在表达着自己的无意识。

马克斯在一家餐馆工作，但他对这家餐馆并不满意，他偶尔会为一些企业画商业标志和壁画，以此作为他真正的激情（艺术）的一个出口。在内心深处，马克斯觉得自己是一位视觉艺术家，但是他却无法想象未来的自己，他说他"无法描绘"40岁时的自己。他还抱怨自己缺乏动力，他整天玩电子游戏，在生活的大部分领域都很难采取行动。他将自己视为一个艺术家，但没有时间去绘画和创造。相反，他说自己就坐在那里"等待事情发生"。他感到非常沮丧，睡了很久，说想"整理一下思绪"。

马克斯还想继续服用他的抗焦虑药，那是在我们治疗的前一年他的全科医生为其开的。马克斯认为这种药在某种程度上是"有帮助的"，希望能多吃一些。在我接待马克斯的这家诊所里，来访者为了能看精神科医生，还必须同时看临床治疗师。因此，马克斯决定参加治疗与谈话的主要动机是得到药物；为了拿到药物，他愿意忍受和另一个人说话。这种情况对于强迫症来说并不少见。具有强迫结构的人不太依赖大他者。而癔症，如上一章节所示，是被大他者在言辞上消耗掉的，尤其是被"大他者想要什么"这一疑问消耗掉；而强迫症宁愿大他者走开，或者至少保持沉默。因此，与癔症相比，强迫症相对不太可能向大他者寻求治疗。[1]然而，在整个治疗过程进行到中途时，马克斯在某种程度的"癔症化"之后，决定放弃他开始治疗时所得到的药物，单独以心理治疗作为缓解症状的手段。癔症化，是强迫症（实际上是任何来访者）进入分析工作需要发生的过程。来访者，无论是不是强迫症，都需要敞开心扉，识别大他者与其欲望，这样就会变得更像癔症。确实，马克斯开始把我当作大他者来看待。他最终停止治疗可能也是由于他想要独立于大他者的这样一个欲望。

　　在治疗过程中，有些突出的症状（在一开始提出问题时没

1　正如上一章所提到的，男性与强迫结构、女性与有癔病结构之间往往存在对应关系，这在一定程度上解释了为什么男性比女性更不可能开始以及继续接受治疗。当然，社会压力和标准也是造成这种不平衡的原因之一。

有被说出来）得以呈现了。我将在下文讨论其中的一些症状。这些症状围绕着排便、性、思考。

排便、性、思考及抑制

首先，事实证明，抑制是马克斯生活中的一个常见主题。这种抑制的倾向表现在马克斯的无数言行举止中。马克斯表示，他"不会去满足"那些对他有要求的大他者，比如他的母亲、他生活中要求和他有亲密关系的女人以及要求他去做某些事情的老师或雇主（包括治疗师）。比如，母亲说，他弟弟约翰，是她抱孙子的最后希望了，这句话激怒了他，他对母亲说："那我就等到你死后再要孩子。"这句话是在我们的会谈中说出来的，这句话指出了他的"等待"、他对做事情的"正确时间"的感觉、他自己的欲望，这些是如何与大他者、与死亡紧密相连的。同样，当马克斯意识到老师想要他在特定时间以特定方式作画时，他就离开了艺术学校，而当他因为老板的要求而失去了对艺术的掌控时，他就不再画壁画了。因此，当他来找我咨询时，他对家庭和工作的立场，便是对大他者要求的直接回应。

　　毫不奇怪，这种抑制的倾向在治疗关系中也表现出来了。马克斯经常说，他不知道该说些什么，或是重复一些知识分子的或政治方面的高谈阔论，而我不得不多次打断他，否则我们的会谈时间就会被他所讨论的话题填满，例如当地的俱乐部情况，或者时间旅行的可能性。

　　在接受了大约6个月的治疗后，一个关于抑制的突出例子显露出来了。马克斯告诉我，从他记事起，他就一直有着严重的肠道问题。他说，他小时候"不知道应该什么时候去上厕所"，因此便秘很严重。马克斯的回忆囊括了许多他父母干涉他上厕所习惯的故事，比如检查厕所的状况以寻找排便的证据。据马克斯说，这种情况一直持续到他18岁离开家！

　　马克斯解释说，他之所以要等到排便变得极其痛苦时才去上厕所，部分原因是他"害怕去上厕所"（我们一定要注意这种表达）。由于他对排便的极度抑制，母亲给他灌肠，他甚至因为需要医疗护理而去住院。医疗机构在他很小的时候就诊断出他患有先天性巨结肠病，这种病被认为是结肠缺少肌肉正常工作所必需的神经节细胞而导致的。虽然他手头有一份医学诊断，但是马克斯说，没有任何医学治疗能真正帮到他或缓解他的症状，所以我倾向于，将他的肠道问题视为心身症状，肠道问题在他的治疗过程甚至一生中一直困扰着他。[1]我将这些症状与更大的符号矩阵联系起来。

我说的符号矩阵是什么意思呢？这里我指的是网络，也就是我们所理解的人所处的符号性的环境。符号矩阵决定了，包括在说话、做事甚至体验方面，什么是允许的，而什么是不被允许的。就像只有在特定的语言和文化的矩阵中才能理解一个词一样（例如，白天就对应黑夜），一个人的思想、欲望、行为及语言也只有联系于他所处的更大的矩阵才具有完整的意义。我们出生于一个包含语言、人际及历史的系统，出生于一个完整的世界。在我们到达之前和离开之后，这个矩阵都决定了我们相对于他人以及自己的位置。使这个隐含的矩阵变得更

1　如今，我们越来越多地看到带有过去癔症的身心症状的强迫结构。芬克说，"似乎强迫症变得更加容易患上与压力相关的身体疾病，虽然这不过是现代医学对心身疾病的流行说法。这就像癔症的身心症状一样，只是说明了对受影响的身体部位的选择而已"。关于躯体化所选择的区域，芬克观察到强迫症"对消化道和排泄道的偏好"。

外显，是拉康派取向治疗的一项任务。我们要破译这些符号矩阵规则，**因为这些是来访者所遵循的而通常又不自知的规则。**

　　这个符号矩阵的一部分要求马克斯不仅要抑制排便，还要抑制生殖。因此，我们在很长一段时间里都没有谈及另一个症状——马克斯很难达到性高潮。他把自己打扮成一个讨女人欢心的男人，但他经常拒绝和一个女人亲热，哪怕这个女人当时和他说，她想要这么做。他说，不管是过去还是现在，被期待从他身上得到什么，都会让他感到厌烦。从这个意义上说，他宁愿大他者装死，也不愿大他者要求他及时采取行动。

　　如果一个女人对马克斯的欲望是谜一样神秘的，那么马克斯就会被这个女人吸引。例如，他谈到他爱一个叫温迪的女人，他就是想不明白温迪想从他这里得到什么。他只知道温迪想让他在亲密时掐她。这种仪式以一种相当明确的方式将爱与死亡联系起来。起初，这使马克斯感到不安，但后来他喜欢上了。他相当享受这样一个想法，即大他者的欲望是死亡，然后因此离去。

　　温迪还跟马克斯说，她无法生育孩子。在生儿育女的问题上，马克斯表现出了内在的矛盾与冲突。一方面，他说拥有孩子是他能想到的生活在这个世界上的唯一原因，他特别想要一个儿子。另一方面，他唯一表达过欲望的女人却无法生育。因此，和这个女人在一起的时候，马克斯可以责怪她不能生育，由此避免了这个矛盾的问题。然而，他说虽然他不想娶这个女人是因为她不能生孩子，但是这个女人是他恋爱的焦点。马克斯选择投入的唯一一段关系，是他根据自己的信念，认为一定会结束的一段关系。从这个意义上说，他与自己的欲望之间的关系被设定为不可能。拉康告诉我们，这是典型的强迫症面对欲望时的立场。最后，在料到他们的关系将不可避免地结束之后，马克斯说："我无法放开她，也无法放下过去。"马克斯说，他感觉自己被过去"压得喘不过气"，就好像他"无法越过他们两人的过去"一样。放不开、越不过、感觉被压得喘不过气，这些也可以从那个捕获了马克斯的实存的肛门隐喻来理解，这一点我们很快就会讲到。

马克斯说："我不喜欢被强迫。"一个女人跟他谈性，他会感觉有压力。他跟我说："我不喜欢让那种压力笼罩着我，这样很不自然。他通过抑制自己，使得和他一起的女人对自身以及自身的魅力产生怀疑。

　　他不愿放开他所拥有的东西，他也不愿给予他者或大他者想要从他那里得到的东西。我们可以看到这两者之间有很强的联系。女人，关系到他的高潮，但是我们可以将这一点和他对父母抑制他的排便，而他的父母会等待这个宝贝般的排泄物这件事联系起来。马克斯认为肠道疾病和难以高潮这两种症状对他的实存而言是阻碍。这两件事情，他在治疗中抱怨过好几个小时。换言之，不来高潮是真的"很讨厌"（pain in the ass）。但这两种症状都是他精神结构的一个复杂部分。

　　在治疗过程中的某个节点上，这两种症状在马克斯的言语中通过"电视"一词联系在一起，这形成了一个词桥——一个将他个人历史的某个方面和另一个方面联系起来的能指。在一次会谈中，马克斯谈到小时候，父母在浴室里放了一台电视，让他坐在马桶上看电视，直到他终于能排便。在另一次会谈中，马克斯说，当他和一个女人亲热时，他"在脑子里"大部分时间都在想着电视。不断思考，这并不少见。因为亲密行为可能会让其被大他者淹没或者失去实存，所以强迫症往往试图通过不断思考来使大他者无效以及保留实存。只要马克斯想到电视，他就安全了。亲热时思考其他事情是保持控制状态和活着的一种方式。因此，不断思考似乎是强迫症安全性行为的样式！因为这种抗争是在对抗死亡——即便只是高潮带来的**小死亡**（petite mort）。"电视"这个词是一个词桥，而他的父母在话语层面暗示了这样一个事实：**马克斯既不能来也不能去。**

问题是，对于马克斯的生活来说，他的来与去都与不作为、疾病及思考无关，而被证明与他父母的话语有关。谈到自己是一个体弱多病的孩子时，马克斯说："我觉得我爸爸认为我的问题是由我自己造成的，就好像是我让自己生病一样。我没有……从来没有想要生病。爸爸认为我想要引起他的注意，说这一切都是我胡思乱想的。""都是你胡思乱想的吗？"这句话我重复了大约四次，马克斯都没有回应，这是他使我在这个房间里的在场变得无效的典型方式。

一想到电视，马克斯就能使大他者的在场变得无效。他常常说对我们的工作没有任何记忆，以此来否定我们的工作，将他生活中作为大他者的我"消灭掉"。他会忘记我们的会谈，直白地讲，就是不来。如果他来了，他会自豪地说，他不记得我们在上周的会谈中说过什么，也没有什么想说的。他宁愿保持沉默，也不愿和我说话。

思考是他最大的乐趣，但也是一种诅咒。马克斯说他脑子里想得太多了。他说，他那些"宏伟的想法"给他提供了一条退路，让他远离那个他感觉不受赏识的世界，他可以"享受"自己的思考。然而，他发现自己没有动力真正去做任何事情，一切似乎都停留在思想层面。他还抱怨说，他有时"停不下来"，因为他想得太多以至于筋疲力尽，感觉自己与身体分离，仿佛他只是一个孤零零的脑袋。马克斯说，他思考的时候感觉自己正在掌控着什么；他说，你周围的人和事可以"控制很多东西，但却不能控制你的思想"。他的父亲跟他说"一切都是你胡思乱想的"，这句话很重要。但马克斯回复说，自己经常这样做，"不管爸爸说什么，我真的不在乎，因为我没有真正在听"。马克斯不愿认为大他者的话语很有力量，或者对他很有影响力。他会否定这样的可能性。当然，如果我们去掉"不"字，正如弗洛伊德提醒我们的那样，马克斯其实就是"**真的在乎**""**真正在听**"。当我把这个弗洛伊德式的诀窍告诉马克斯时，他说，如果我们把"不"字去掉一会儿，他就会开始思考那些他父亲说的有点不一样的话。马克斯联想到，父亲也经常重复另一句话："真是很讨厌（real pain in the ass）"。马克斯"真是很讨厌"或者"一切都是他胡思乱想的"这些父亲的话语，可以被视为马克斯某些症状的措辞，以及与他的躯体化紧密相关的能指。然而，马克斯描述他父亲所说、所做的伤害性极大的话语和事情时，几乎不带任何情绪，思想与情感分离是强迫结构的另一个特征。马克斯切断了自己与受伤害和愤怒之间的联系。然而，可以肯定的是，马克斯的内心深处有某种东西在倾听着，而大他者的话语，也就是他父亲的话语，提供了他存在的能指，带着他前进。这些词句构成了一条能指链，将马克斯牢牢地、无意识地嵌在其中。我们怎样才能更好地理解这条能指链（即马克斯的抑制症状，首先抑制排便，其次是抑制生殖，然后又退入思想的世界）？让我们先来谈谈拉康。

　　在《第八个研讨班》中，拉康将力比多的三个阶段（口唇期[1]、肛门期[2]以及生殖器期[3]）与他说的"我们在解释中所提出的主体的需求或要求"联系在一起。[4]我将聚焦于拉康所说的力比多"肛门期"，因为它与这一个案最为相关，也与强迫结构有关。[5]我之所以运用拉康理论的这个方面，是因为这一方面阐明了与马克斯一起工作时产生的临床材料，有助于指导我对这一个案的概念化以及我与马克斯共同的工作。这一方面有助于

1　力比多发展的第一阶段，此时性快感显著关联于伴随进食而来的口腔与嘴唇刺激。参见尚·拉普朗虚，尚-柏腾·彭大历斯. 精神分析辞汇[M]. 沈志中，王文基译，行人出版社，2001：489-490。

2　力比多发展的第二阶段，其特征为在肛门动情带主导下的力比组织。此时的客体关系充斥着与排便功能及粪便的象征价值有关的意义。参见尚·拉普朗虚，尚-柏腾·彭大历斯. 精神分析辞汇[M]. 沈志中，王文基译，行人出版社，2001：489-494。

3　力比多发展的第三阶段，作为性心理发展阶段，其特征是部分驱力在生殖带主导下的力比多组织。它包括性器期和生殖器。参见尚·拉普朗虚，尚-柏腾·彭大历斯. 精神分析辞汇[M]. 沈志中，王文基译，行人出版社，2001：485-486。

4　下文对雅克·拉康《第八个研讨班》（Le Séminaire de Jacques Lacan, Livre Ⅷ）的引用对应于法文版的页码。译文由布鲁斯·芬克提供。

5　索莱尔提醒我们，"弗洛伊德将强迫症与肛门期冲动联系起来，将癔症与口唇期冲动联系起来。但是在弗洛伊德最后的结论中，一种神经症和一种冲动不可能等同——这是一个出现次数的问题"。

我进一步理解弗洛伊德关于强迫神经症和肛门驱力之间联系的概念。

拉康问道："'肛门期'会有什么样的要求出现？"然后又自己回答说，"保留它，保留在粪便中，只要它发现了想要排泄的欲望"。拉康进一步说道："在某一时刻，排泄也会被教育孩子的家长所要求。主体被要求给出某个东西来满足教育者的期望，而在这个例子中，教育者便是母亲"。拉康将那些被要求的和被给予的称为"排泄之礼物"。主体被大他者要求给出一份礼物，**而当他者这样说时**，主体就要在他者的时间范围内给出这份礼物。在这个意义上，拉康说，"正是在肛门关系中，他者成了真正的支配者"。因此，我们可以看到马克斯是如何操纵和玩弄大他者的要求的。他拒绝给出他的礼物，拒绝遵从大他者的时间表，而同时他也被大他者的要求消耗掉了。不过，马克斯拒绝遵从大他者的时间表，表明他已经严重陷入了大他者的时间表里。可以说，马克斯的时间永远不会到来。拉康讨论了哈姆雷特是如何陷入大他者的时间表以及大他者的欲望和要求中的，即"按照大他者的时刻表（ *à l'heure de l'Autre* ）"，以至于无法采取自己的行动。马克斯也被困住了，无法行动。他抑制自己到了极点，他既不能来也不能去，他的时间仿佛被大他者吞食了。从这个意义上说，马克斯已经被排除了。

因此，我们也可以在这个排除的基础上解读马克斯的症状。拉康说，我们可以"将主体的基本关系定位为与最讨厌的对象（粪便）之间的欲望关系"。粪便就是拉康所说的对象a的一个例子，是欲望的原因，[1]在这一个案中是父母欲望的原因。马克斯的父母想让马克斯把那份排泄之礼物给排泄出来。难道马克斯认同了对象a，认同了那个粪便，在对象a中看见了

1　对象a的概念（法文中的objet a或objet petit a）是拉康派代数学（algebra）的一个例子。它在拉康派的理论中历经了广泛的理论阐述，具有重要的理论意义。拉康提出了许多关于对象a的表述。布鲁斯·芬克为对象a提供了以下尽可能的表达："他者（the other），小神像（agalma），黄金数字（the golden number），弗洛伊德的物（the Freudian Thing），实在界（the real），异形（the anomaly），欲望的原因（the cause of desire），剩余享乐（surplus jouissance），语言的物质性（the materiality of language），分析家的欲望（the analyst's desire），逻辑的一致性（logical consistency），大他者的欲望（the Other's desire），假象/假装（semblance/sham），失去的对象（the lost object），等等"。在这一个案研究中，对我们的目的而言，对象a最重要的定义是欲望的原因，通常被认为是大他者欲望的原因。也就是说，关于对象a的各种概念将通过本书中所呈现的不同个案背景来阐明。

自己？难道他确实像他父亲说的那样"很讨厌吗"（a pain in the ass）？　"那条他父母想要的且在厕所里寻找的粪便，那条他害怕会像过去那样伤害自己的粪便，就是他自己。他就是在这里（厕所下面）找到了自己的位置。正如我在上一章节里指出的那样"，拉康说道，"对于关系中的双方，无论是主体还是大他者，仅仅成为被需要的主体或爱的对象是不够的——双方都必须成为欲望的原因"。就这样，马克斯实存于粪便的位置上。此外，从这个意义上说，如果他没拥有自己的粪便，如果他放弃了自己的粪便，他就没拥有自我。抑制粪便就是保留他的自我。我们可以解读为，他的"生命体液"，都保留在同一静脉中。可以肯定的是，这两者都与性能力和受孕的可能性有关。

　　排便与生殖被联系在一起。除了要求之外，它们还被绑定于性及欲望中。[1]因为欲望也被符号化为粪便。拉康说，欲望是

———————

1　在《第三个研讨班》中，拉康讨论了分析家约瑟夫·艾斯勒（Joseph Eisler）关于匈牙利有轨电车售票员的个案，以便探讨"力比多的元素如何……不仅铭刻于症状中，而且还铭刻在结构中"。拉康说，"比如，有人提到自己肛门期所专注的事情。但是他对自己粪便的兴趣是围绕着什么呢？围绕着他的粪便中的水果种子倘若埋在地下是否仍能生长的问题"。

"在这个过程中被冲走的东西"。欲望，确实是"会进入下水道的"。马克斯是否会看到自身的一部分被冲走，因而试图避免欲望的丧失和最终的死亡，在坚持着宝贵的生命？拉康说，强迫神经症"把他的全部幻想建立在他自己的排泄上"。排除（英文是elimination、法文是*élimination*），这个词是我对这一个案进行概念化的一个词桥。我们可以从认同于"被排泄的小a"以及认同于马克斯自身被排除（也就是他自己的死亡）来看待排除的问题。不排泄粪便、不来高潮、不断思考，这些都可以理解为避开死亡的方式。这就将我们带到了马克斯与时间及死亡的关系上。

出生、时间、死亡以及"无所事事"

在业余时间里，马克斯的阅读涉及宇宙、外星生命、意识状态的改变，以及"怀疑我们在宇宙中的位置"。他质疑自己是否只生活在自身所经历的这一个时空中，或者怀疑是否有多重现实与时空的连续体在同时运作。通过这种方式，马克斯将自己视为生活在时空的边界之外的个体，而这些正是马克斯反复思考的事情。他还经常想知道生命的起源，并特别提到出生在错误的时空。

　　例如，马克斯希望自己的曾祖父是一个切罗基族人。他认为，一个切罗基族的父亲更适合他的精神与存在主义的志趣。马克斯自己的父亲对体育和战争很着迷，而在这两方面马克斯既没有天赋也不感兴趣。通过各种方式，马克斯便拥有了一个错误的父亲，这是一个活着的父亲。拉康说："神经症想要的父亲是死去的父亲，这是显而易见的"。

　　马克斯说他出生在错误的父母那里、错误的文化里、错误的时间里，甚至是错误的城镇里。他回忆说，他出生后，父母立即离婚，但后来又复婚了。马克斯在10岁的时候就知道了这件事。父亲说，如果马克斯不听话，他就会和马克斯的母亲再次离婚，就好像当初离婚是马克斯的错一样。在马克斯出生后的几个月里，父母离婚了，这个情况构成了他符号矩阵的一部分，很可能使得马克斯认为他出生在错误的时间里。

　　马克斯还把父母家里形容为"垃圾"，这个描述很好地契合了那个驱使他如此言语和不作为的"肛门期"主题。他描述道，在自己成长的过程中，父母是怎样的"贫穷"，家庭的社会经济地位很低使得家庭关系也很紧张。然而，马克斯的父母后来赚了很多钱，然后宠坏了比马克斯小10岁的弟弟约翰。据马克斯说，他弟弟"出生在一个更好的时代里"。约翰的优势是父母年纪更大、更富有、更"成熟"，而且已经和马克斯打过交道了。马克斯还说，总体而言，父母更喜爱他弟弟。

我经常听到马克斯说，"我不是他们想要的孩子"，而当我问"何出此言"时，他会回答说，自己不受欢迎，也不喜欢运动，不像他那具有"男子气概"的父亲，而且也经常生病。他说，如果自己死了，父母也不会在意，因为他们还有他弟弟。马克斯说："我父母一直在挑我的毛病。也许我不是他们想要的那个孩子，我弟弟才是那个正常的孩子。"他继续说："我按照我妈妈喜欢的方式留着短发，吃着他们给我的食物。但他们还是对我发脾气。比如，我不与人交往，喜欢待在自己的房间里。"[1]

马克斯经常说，一方面，他对不像他的父母这件事有点失

---

1 这也可能与父母对马克斯不排出自己的大便而感到愤怒有关。在后来的生活中，马克斯一般不与人交往。在他快30岁的时候，他的朋友们也评论他有"独来独往"的倾向。

落，另一方面，他害怕最后会"像他的父亲"。他谈到了对父母的反叛。不过，正如马克斯所描述的那样，成年后，他在模仿父亲生活。马克斯完全遵循了自己对父亲的描述，过得不快乐，也没有一份喜欢的工作，一天的大部分时间里都在睡觉。马克斯声称，他的生活方式与父母的风格截然相反，但他却无意识地模仿了他们的行为。

　　马克斯不知道他父母想要他怎样，因为他看起来并没有成为父母想要的样子。相反，透过父亲的眼睛，马克斯看到自己就是"一坨粪便"，这是他父亲偶尔使用的一个短语。马克斯经常和父亲发生冲突，他形容父亲很暴力、"充满愤怒"。马克斯说，在他16岁的时候，有一次父亲狠狠地掐着他的脖子，因为他晚饭迟到了一个小时。那天离开家之前，马克斯回过头对父亲说，如果他敢碰约翰，马克斯就会对他不客气。我问马克斯，为什么他把弟弟放在一个不应该被打的角色上，我很好奇为什么这个弟弟是马克斯和父亲产生冲突的潜在原因。[1]马克斯回答说，他根本不在乎自己，他自己的命又值多少钱呢？他说，弟弟不像他自己，弟弟是一个"无辜的孩子"。我说："无辜的？"但马克斯似乎撞上了语言之墙，他讲不出原因。诸如此类的评论，只有联系于马克斯出生的先决条件才能得到更好的理解，这也是我现在将要谈到的符号矩阵的一部分。

直到我们的治疗进行了一年之后，马克斯才透露，他父母在马克斯出生之前已经有了一个孩子。这第一个出生的儿子，名叫约翰，在分娩后不久就死了。约翰是以他父亲的名字命名的，马克斯的弟弟也是如此。就父亲的名字而言，马克斯被跳过了。当我探询马克斯的名字，以及为何与他父亲同名的是马克斯的弟弟而不是马克斯时，"第一个儿子"（这是马克斯曾经用来指代他自己与母亲关系的能指）的出生和死亡的事件得

1　当马克斯的父亲在我们的治疗期间中出现心力衰竭时，马克斯说："我不是希望他生病，而是不希望他受到伤害……但我知道他时日无多了。"这指向了以否定的形式浮现出来的，一个可能已被压抑的想要父亲死亡的愿望。"我不希望他受到伤害"，这种恐惧就像在梦中一样，可以代表一个愿望。弗洛伊德在《图腾与禁忌》（Totem and Taboo，1912—1913）中提醒我们，对自己或他人死亡的恐惧，可能源于希望他人或自己死亡的愿望。

以披露出来。当我让马克斯多谈谈约翰的死亡时，他发现自己难以开口。马克斯说，虽然他记得有一次见到过墓地，但家中很少有人谈论第一个儿子的出生和死亡的事件，包括马克斯。这一家人似乎试图否认这一死亡事件，但马克斯却无意识地让这一死亡事件存活了下来。

在停顿了一段很长时间后，我询问马克斯他心里想的是什么。马克斯告诉我，他一直坚信他的父母并非真正想要第二个孩子。作为证据，他指出弟弟比他小10岁。马克斯解释说，假如他的父母真的想要两个孩子，他们就不会在马克斯和约翰之间等那么久了。此外，马克斯还听到父母说，怀上他弟弟是个"意外"。因此，根据马克斯的逻辑（尽管相当奇怪），既然他的父母并不想要第二个孩子，如果第一个孩子没有死掉，马克斯就不会出生。他明确表示，他一直认为自己活着，严格来说，是因为他的哥哥死掉了。

这个情节有助于解释马克斯那些经常重复的想法，即他"不是（父母）想要的儿子"，他不是"第一个和他们在一起的孩子"，他自己的生命并不重要，他终究是"有罪的"。他为自己代替另一个人的位置来生存与生活感到罪恶。按照马克斯的逻辑，没有他哥哥的死，他就不会存在。他的存在是以死亡为前提的。我们由此找到了符号矩阵的一个重要组成部分，即"符号性债务"，并发现了拉康所说的"强迫症债务的被迫主体化"以及"那个主宰主体出生的宿命般的星丛，即由符号性债务所构成的无法填补的缺口，而他的神经症便是对符号性债务的一种抗议"。此外，我们看到马克斯正是用自己的实存来偿还这笔债务。

就像马克斯感觉不到自己是父母的"第一"一样，他说，他无法想象自己怎么能成为一个女人的**第一选择**，或怎么会是"别人眼中的奖品"。马克斯说他并不认为他人眼中的自己是令人充满欲望的，他"**不是一个女人的真命天子**"。这与他的母亲有关。马克斯没有感觉自己是"母亲眼中的奖品"。他不是那个被**赢得**的人，他不是那个**真命天子**，他不是那个第一选择。相反，有一个兄弟和一个父亲排在**第一位**。那么谁是马克斯？如果他死了，他母亲会在意吗？马克斯问了自己这个问题，而他自己的答案是"不会"。

马克斯觉得自己的生活有点"一文不值"。他经常抱怨没有得到应有的认可。每当他怀疑自己的行为，怀疑自己是不是一个"抢手货"，或者怀疑自己能否成为"别人眼中的闪光点"时，他就会表现出癔症的特质。有时，马克斯似乎投入到了治疗的过程中，即被癔症化了，因为有一个空间为大他者敞开了。但是当那些会谈被错过时，这个空间通常会再次关闭。

马克斯谈到了"为爱而死"，以及他会如何"为另一个人挡子弹"。他说："我不在乎自己。如果在我和我兄弟之间要死一个，我更希望死的是我自己。"他没有指明是哪一个兄弟；因此，我在他的言语中听到了两种内涵。他说他兄弟是无辜的，而他自己是有罪的。我们从未确切地知道马克斯为何有罪，尽管我们触及了其中一个答案——正是他兄弟死了，他才能够活着。马克斯还跟我说，他认为正是因为他出生了，所以他母亲没有上大学，没有从事更好的事业。他认为，他父母为了养家糊口，都做着他们自己讨厌的工作，他们似乎并不满意。也许这就是为何马克斯紧跟他们的脚步，做着并不满意的工作，虽然这是以抗议来伪装的。马克斯牺牲自己，或者可以说，把自己的生命冲进厕所里，可能是为了减轻自己造成父母痛苦的罪过。

我们也可以将他的抑制理解为一种获得大他者关注的方

式。他的父母专注于他的排便时间，他的母亲给他灌肠，父母陪他去医院。即便马克斯不喜欢自己的肠道受到关注，但这仍然是一种关注，一种被关心、被在意的感觉。我们也可以怀疑他的疾病对于让父母生活在一起有所作用。马克斯是否利用他的疾病来确保父母有共同话题？还是说他利用自己的疾病来逃避父亲的期望？马克斯说，父亲想让他成为体育明星，但马克斯无法参加体育运动，因为他是个体弱多病的孩子。我们可以猜想，他的病是否也给了他一个不满足他父亲愿望的理由。

这个结构是这样的，即一个生命以另一个生命的死亡为前提。这个前提也揭示了为何马克斯既抑制排便也抑制生殖。也许马克斯没有达到高潮是为了不开启一个新的生命周期，根据他的逻辑，新的生命周期依赖于另一个生命的死亡。给予生命就是带来死亡。在这里，我们可以看到他抑制排便的模式和生死循环之间的联系。在《第三个研讨班》中，拉康说道，"为何有的生命必须为其他生命的出生而死"，在符号界中什么都没有解释，但是"在有性生殖与死亡的出现之间存在着本质的关系"。我们决不能低估那种围绕着死亡的焦虑，以及那些我们为回避死亡而去或不去做的事情。

生存还是毁灭？这就是问题所在

死亡是马克斯最喜欢谈论的话题。他常说："死亡对我来说是最重要的事情。"关于思考，他也说了同样的话："思考对我来说是最重要的事情。"因此，这个词桥表明，他不断地进行思考是与阻挠死亡这件事紧密相关的。然而，我不想用"阻挠"这个词语来限制思考和死亡之间的关系范围；马克斯也对死亡着迷——**他被死亡推着、拉着**。在一次会谈中，他说："这一切都归结到一个大的问题上——我将在何时以及如何死去？"[1]拉康提醒我们，神经症以疑问的形式出现；他指出，"死亡问题是神经症创造疑问的另一种模式——强迫症

1　马克斯怀有这样一个信念，即他的死将会是出于内部原因，而不会是外部原因。大他者很危险，但还不如自己的身体危险！有一天，马克斯抱怨自己的腰疼，并对自己成为这种疼痛的牺牲品感到愤怒。他将那些遭受（也可以解读为享受）身体虚弱的男孩和男人称为"软蛋"，然后说他试图用逻辑和思考来控制自己身上的这一部分，但有时也会失败。他担心自己的身体会导致他自己的死亡。

模式"。根据拉康的表述，强迫症的疑问，当然也是马克斯提出的这个疑问，就是"我是活着还是死了？"而且，如拉康所说，来访者的"症状具有作为一种表述、成为一种重新表述的价值，甚至是对这个疑问的一种坚持"。拉康说道："在神经症中，这才是决定性的因素，而不是某种口唇期、肛门期甚至生殖器期关系的紊乱……这里的议题，是在能指的层面，在他的实存的层面，因主体而出现的疑问，是生存还是毁灭的问题"。这个疑问表现在马克斯的症状、梦境以及治疗关系中。然而，需要回顾的重点是，症状本身并不必然指示一种强迫结构。相反，正如所证明的那样，症状在与结构的联系中表现出来。首先出现的是疑问，然后症状被视为答案。马克斯也在寻找其他的答案。自我认同也试图与关于实存的疑问达成一致。

确实，他作为一个实存，关于他的地位的疑问，也在他的自我认同中表现出来。这个疑问是被指向一个大他者的，所以我们必须问：主体是通过谁，又是因谁而提出他的疑问的？我们在这里找到了对死去的兄弟的一种认同。因为马克斯也以自己的不作为表现得像死了一样——像一个死人，像死去的兄弟的一个分身或替身。也许，这种不作为是一种逃避责备和罪过的策略。他弟弟可以有自己的生活，而他却被跳过了。这正是马克斯所说的那种他的感觉：被跳过或略过了。

马克斯发现自己无力行动，缺乏动力。他痛苦地抱怨说，他这一生没有都做过任何（有意义的）事情——没有完成大学学业，没有一份"真正的工作"，也没有一个自己的家庭，他艺术方面的用品也都经常藏在壁橱里。马克斯说，当感觉自己的时间被浪费了的时候，他会很讨厌自己，但他却经常这样做——浪费时间。他在我们的会谈中重复道德咆哮，浪费了时间；他整夜坐在那里玩电子游戏，只是为了白天睡一整天，或者把时间浪费在没有前途的工作和不可能的关系上。在我们第一次会谈中，他跟我说，"我在等待着什么事情发生，但我真的还不知道那会是什么……将我的生活改变。"他开玩笑地说，"我需要有自己的生活。"这句当时很流行的话在很多层面上都说得很恰当；这句话还指出了社会文化对生产力、经济成功以及成品的要求。面对这些文化层面的期望，马克斯感觉自己的生活"毫无进展"。

不作为与肛门期有关。拉康说，"肛门期的要求是以主动性的完全逆转为特征，这是对大他者的优势的逆转"。这种

"主动性的逆转"关联于马克斯与时间及死亡的关系。对于强迫症而言，那总是大他者的时间（*l'heure de l'Autre*），因此强迫症需要无所事事。马克斯就无所事事。他等待着，因为这不是他的时间；在这一个案中，这是死去的兄弟的时间。马克斯就像哈姆雷特那样，那是拉康所说的"在大他者的时间里一直被悬置"的人，是"迷失了欲望之路"的人。因为这不是"大他者的时间"，所以马克斯像哈姆雷特一样，"悬置着他的行动"。此外，拉康说："对哈姆雷特而言……只有一个时间，就是他毁灭的时间。"马克斯在等待什么呢？他自己死亡的时间，拉康补充说，"主人的死亡"。"主人的死亡"是什么意思呢？

拉康引用了黑格尔的主奴辩证法。在《拉康选集》中，拉康写道：

> （强迫症）在等待的是主人的死亡……这是产生怀疑和拖延这两种强迫性格特质的原因……他在预期主人死亡的时刻，到那个时候他将开始生活；但与此同时，他认同于死掉的主人，因此，他自己也是已经

死掉了的[1]。

在《第一个研讨班》中，拉康告诉我们，"除了绝对的主人，即死亡之外，没有其他的主人"。他继续说道：

> 强迫症在等待什么呢？主人之死。这种等待对他有
> 什么用呢？这种等待插在他和死亡之间。当主人死后，
> 一切将会开始。你会再次遇到这个结构的所有伪装。

拉康指出，这是避免面对死亡的一种方式；强迫症"没有承担什么东西，他在海德格尔的意义上'向死而生'"。[2]通过

---

1 既然强迫症活着就像已经死了一样，那么关于强迫症如何拒绝接受他自己死亡的可能性，请参见Leclaire。

2 拉康解释道："让我们直截了当地说，主人与死亡的关系要相对粗暴得多。一方面，处于纯粹状态的主人处于绝望的境地，因为除了自己的死亡，他没有什么可等待的，就像每一个完全有意识的生命不得不面对死亡一样，而且在海德格尔的意义上，他也必须承担自己向死而生的后果。准确地说，强迫症没有让自己向死而生，他就已经获得了缓刑。这就是必须要向他展示的，此类主人形象本身的功能"。

装死，马克斯既可以回避死亡（因为通过他的认同，他已经是死的了），又可以避免对大他者的责任，这是铭刻于生活中的责任。我们来到了对大他者的责任这个问题上。马克斯通过自己的言语，开始认识到他死去的哥哥所扮演的中心角色，而如果没有得到正视和修通，哥哥将继续在他的生活中扮演重要角色。因此，马克斯开启了"认识他的个人历史与未来关系"的旅程。马克斯被自己的结构所奴役，但通过自由联想，他开始明确表达出那些将他束缚的无意识的纽带，以及这些纽带可以如何被解开。

谈到弗洛伊德与鼠人工作的范例时，拉康解释说，弗洛伊德的成功之处在于使鼠人重新发现在（他的）生活中，在他出生之前和之后发生了什么，这创造了一笔符号性债务，而他一直专注于用自己的存在偿还这笔债务。在拉康派的取向中，将象征矩阵带出来是治疗工作中一个至关重要的组成部分。

肥沃的阉割之梦

拉康告诉我们强迫症：

> 最终最害怕的莫过于他想象中自己渴望的那些东西：自由地行动，生活在自然状态中，如果我可以这样说的话。自然的任务不是他的事情，任何让他成为自身的掌舵者之类的也不是他的事情，他负有完全的责任，这就是一种纯粹的责任，这就是我们面对大他者所具有的责任，我们所说的一切都铭刻在这个大他者之上了。

在很多方面，强迫症都归根于我们接受无限自由时面临的焦虑与存在主义的既定，归根于我们对于大他者的关系与责任的恐惧。这最终是如何在治疗中发生的呢？马克斯给我带来一个有趣的梦之后就不来治疗了，这个梦猛然触及阉割的话语。

他将离别的礼物，也就是这个梦，给了大他者，也给了我自己，然后卸下了责任；我把这个梦看作治疗的一个节点。这个梦是这样的：

> 我和其他人在公交车上被安保人员绑架了。我从窗户逃了出来，还救了温迪。我告诉警察发生了什么事，警察逮捕了绑架者。

马克斯继续说：

> 我之前有一把枪，他们把枪从我手里夺走了。我在想我没有枪会怎样。我环顾四周，看着安保人员。他们并不可怕，他们很乐意帮忙。他们都配有棕色的制服和枪套，但没有武器，只有毛巾。我拿出他们的一条毛巾，在枪套的底部是大块的美元银币。其中一名安保人员有一把冲锋枪。我要求拿回我的枪。他把他的和我的枪一起递给了我。我把冲锋枪交给了警察，清理了我的枪膛，确保它不会爆炸。然后我醒了。

　　我邀请马克斯对这个梦展开联想，他在多次会谈中都展开过联想。马克斯回想起自己与那把枪的关系，补充道：

　　　　我想要回那把枪。我不想我的枪被人用。那样我就要负责任了。如果有人用了我的枪，我是要负责的。所以不能让我的枪被人用。我清理了枪膛，确保枪的保险是打开的。如果爆炸了，会有人受伤，会有人死。我喜欢事情的初始状态。我清理了枪膛，自己重新装弹。回到我的起点。我得检查一下枪，免得它爆炸。

　　马克斯将他的联想集中在枪上，它既是死亡的象征——一把枪可以夺去一条生命，也是权力的象征。这个梦的材料和与之相关的联想指向了各种形式的"阳具"——比如枪（马克斯的枪和安保人员的"冲锋枪"）和钱（银币）——代表权力的能指和社会所欲望的东西，并指出了马克斯与作为能指的阳具的关系。在这个梦中，马克斯记得有一次他知道或相信自己拥有阳具，随后当阳具被从他身上拿走时，他觉得自己失去了阳具："我有一把枪，他们把它从我手里夺走了。我在想我没有枪会怎样。"这个梦表达了马克斯对于失去他所需要的东西的疑惑，他需要这些东西来感觉自己强大、得到认可，并被他人和社会所欲望。

通过他的梦境联想，马克斯谈到了枪和钱，"拥有它很好，但不要使用它"。关于银币的事，他说：

> 钱带来稳定。我不想拥有钱，但我需要钱。钱是邪恶的，它让人们做愚蠢的事情。我不想拥有它，但我想变得非常富有，因为一旦你拥有了财富，你就不再需要钱了。富人可以免费得到东西。如果你拥有它，你就不需要用它了。如果你拥有它，你就可以控制它的用途。

马克斯既想要拥有阳具，但又不想使用阳具，因为马克斯对自己在拥有阳具方面的知识有足够的信心，所以马克斯不必炫耀它（或**让它爆炸**）。在现实生活中，马克斯什么也不做，只是等待。回想一下，在马克斯的图式中，第一个孩子必须为另一个孩子而死。马克斯通过不来高潮，避免了死亡循环的开始，或者避免了这种情况发生的条件（射精或怀孕）。我们可以看到，这里更多的是利害关系，而不是简单地拒绝满足大他者，也不只是一种权力游戏。

这是一个生死攸关的问题。我们也可以从马克斯不愿排便这件事中看到这种动力学。先于马克斯而形成的家庭历史深深地影响了他，他更喜欢"从一开始就把事情设为零的状态"，当然，事情从来都不是这样。

回到这个梦的细节，有这样一种感觉，那就是马克斯的阴茎不是他自己的，它可能会脱落并从自己身上被拿走。确实，在某一时刻马克斯意识到自己不再拥有它，但自己需要它。对被阉割、对有可能失去阴茎的恐惧，在这个梦中得到了很好的表达。那些安保人员，代表权威男性（他的父亲或可能是我），他们也被发现没有阴茎。梦中的毛巾掩盖了一种缺失。认识到大他者身上的这种缺失是"很可怕的"，但最终是必要的，甚至是赋权的。马克斯询问权威的大他者，即安保人员，他是否可以拿回自己的枪。确实，他可以拿回自己的和大他者的枪，这让马克斯感到惊讶。在联想过程中，马克斯说："很奇怪，都没有发生任何打斗，他们很乐意服从。"这个梦指向了围绕阉割的焦虑，但也指出了克服阉割焦虑的可能性，即承认自身以及大他者身上的缺失，这是马克斯在现实生活中无法做到的，但是他在梦中做到了。

马克斯的梦和他的联想指向了我们在治疗中一直在做的工作：这涉及"要确保没有任何风险爆发"这样的话语，即不发生任何事情，这样就不会有人受伤，包括马克斯自己（可能还有我）。虽然马克斯经常使得我的在场以及我们的工作无效（通过不来参加会谈或者说自己记不得上次会谈的内容），但是他带来了一个令人印象深刻的梦，简洁地突出了治疗的潜在主要议题。

虽然当时我并没有明白这一点，但由这个梦展开的联想成了我们最后的会谈内容。马克斯送出了这份礼物，然后再也没有来过。

结尾：一切都关乎大他者

我该如何理解马克斯过早地终止了治疗呢？也许发生了转移的危机，而且没有得到修通。马克斯可能又体验了一遍在如厕训练期间及后来和父母一起的那种情境，他感觉到我是在要求他，在我们约定的时间里，从某种意义上说，就是在我的时间里，排出一份礼物。他给了我礼物，即他的话语和最后的梦，也许我应该满足于这些礼物，满足于这个"排泄的小a"，然后顺其自然。也许当他放弃了对象a，在治疗中排出了一份礼物时，他就失去了他的欲望，他的欲望就被大他者（我）吞食了。**他是否害怕失去自己的实存，失去自己的欲望，或者说害怕失去某种重生的机会，因此就不再来了？** 这是有可能的，因为正如拉康提醒我们的那样，强迫症认为他"做任何事都是在为他人做嫁衣"，但代价是牺牲自己的欲望。这是对这个转移的危机的一种解释。另一种比较乐观的可能性是，在呈现和处理这个梦时，马克斯体验了某种与修通阉割这一任务有关的胜利。

也许在要求拿回自己的"枪"，并且是从大他者那里要回枪的过程中，他经历了一个转变。不幸的是，因为他没有再回来，所以我也不知道。当然，在这一个案中，欲望的问题仍然没有得到解决，我必须承认，有一半的时间里我都感觉非常困惑。

第三章　说到吐出它我：在符号层面定位症状

　　我曾与一位来访者一起工作，我给她取名叫丽莎，我们每周进行一次治疗，持续了一年。丽莎是一名从事细胞繁殖研究的学生，即将完成她的研究生学业。她是我们所谓的准博士（ABD，all-but-dissertation，即还未完成博士论文），但她那时候没有在写论文，而是被重度抑郁折磨着。因此，即便已经到了博士项目的最后阶段，她还是考虑放弃。她的导师，一位年长的男性，说她可能是抑郁了，并建议她与其放弃学业，不如求助心理咨询。丽莎被导师的建议感动了。这种慈父般的关怀和关注，正是她生命中大部分时间里所缺乏的。她听从导师的建议，开始进入治疗，其中一部分原因是她渴望这样的关怀。

　　当我见到丽莎的时候，她28岁，抑郁症复发，出现以下常见症状：心境低落烦躁，精力、注意力、动力及性欲下降，体重增加，经常哭泣，并且感到焦虑、悲伤、孤独和被压垮。她还强调，她觉得自己"毫无价值"。

在社交方面，丽莎和她同一实验室的人相对熟悉，但在学校里几乎没有亲密的朋友。她平均每周见她男朋友两次。她认为他们很般配，但她担心自己多变的情绪，以及如她所说的总是"泪流成河"的倾向，会威胁到两人的关系，因此将他推开了。

刚刚我们说，丽莎真的难以继续从事她的工作。进实验室会让她感到厌恶，她一天大部分时间都在电视机前"走神"，这让她感觉自己更糟糕了。有时她成天不出家门。她觉得自己在爱情和工作上都很失败，而对于这次抑郁发作，她也感到非常沮丧。从13岁开始，她经历了6次严重的抑郁发作，第一次发生在父母离婚而父亲搬走之后。

即便如此，丽莎的抑郁症状并不是我想说的重点。相反，我想讨论的是在治疗顺利进行的过程中出现的一个难以理解的症状。如丽莎所说，她"对呕吐极度害怕"。在我们谈话的6个月之后，丽莎表现出了对"呕吐"的恐惧以及许多的回避策略。然而，在我深入阐明这个特殊症状之前，我想谈谈丽莎和她的表现。

丽莎，一位干净利落的高个子女性，双臂交叉在胸前坐在那里。她透过眼镜瞥了我一眼。她的眼神几乎是厌恶的，就像闻到了难闻的气味一样。我并没有觉得她特别迷人（尽管我还是适时地被她特有的魅力打动）。她很聪明，也很警惕，对心理治疗没有什么信心。她去过两次我之前工作的诊所，对两位治疗师都很不满，只进行了几次治疗就终止了。因为导师的建议，在绝望中的她愿意再试最后一次。我会在她学校的诊所里再工作一年，所以她可以在此期间进行治疗。虽然持怀疑态度，她还是同意了。

家庭历史：丽莎的回忆

丽莎是她父母的第一个孩子。丽莎出生的时候，她的父亲是研究生院的一位科学家（丽莎追随了父亲的职业道路）。他们家境贫困，家里人都说丽萨是个很麻烦的孩子，有很多过敏症，需要很多关注。丽莎回忆起她母亲的话，"我真不知道（丽莎）能不能成为人类的一员"。尽管丽莎不知该如何看待这句话，但是这句话还是印在了她记忆里。丽莎3岁的时候，她母亲又怀孕了。随着妹妹的到来，丽莎所得到的关注开始摇摆不定、日渐衰微，再也无法令丽莎满足了。这在丽莎的记忆里是一段非常艰难的经历。

在丽莎13岁时，母亲要求离婚。之后父亲搬走了，女儿们和母亲住在一起。丽莎的世界变得不受控制；她说，在她所处的小地方，你能期待的最好的事情就是所谓的"正常"。她拼命地尝试融入周围环境，然而她的聪明才智经常与她作对，她认为母亲的性格是一种尖锐的特质，对她自己的社交生活来说是一场灾难。在从中学到研究生阶段的求学生涯中，她都感到被周围人排斥。她独来独往，担心一旦与他人交往，他们会发现"她的秘密"。丽莎说，她厌倦"与众不同"的感觉，对于母亲**"迫使（她）走上一条不同寻常的路"**感到愤恨。事实上，治疗的很大一部分在于进一步将母亲的人生道路和丽莎自己的道路区分开来，将责备和责任区分开来。然而，当丽莎前来接受治疗时，她觉得母亲的选择已经对自己的人生造成了不可撼动的障碍。

丽莎对父母双方都非常愤怒。她回忆起他们离婚期间的一个晚上，她无意中听到父母在隔壁房间争吵。她听到父亲"试图说服（母亲）不要离开家庭"。他说，他不认为这段婚姻有什么问题，他觉得一切都还不错。据丽莎回忆，她母亲认为这段婚姻"拖了她的后腿"。听了这番话，丽莎将这桩婚姻的破裂归咎于她母亲。

根据丽莎的叙述，失去妻子后，丽莎的父亲反过来"抛弃"了自己的女儿们。丽莎称他为"缺席的父亲"。和母亲离婚不到一年，他就再婚了（这对丽莎来说太快了，她接受不了），并全身心投入到他新的婚姻和他的工作中。他娶了一名在读研究生，其所学习的科学领域与丽莎后来选择的相同。丽莎的继母之前没有孩子，与丽莎的父亲也没有孩子。关于父亲的爱，丽莎觉得在父母离婚后，自己是在给继母"让位"，因此强烈反感继母。

父母离婚对丽莎来说是可怕的创伤。她说："他们在我最需要他们的时候离开了。他们没有能力帮助我。他们就这样消失了。"丽莎生活中的某些东西消失了，也就是爱和关注，只有爱和关注才能让她感到有价值，感到安全。她因父爱的丧失而痛苦，对母亲做出错误的选择感到愤怒；事实上，她觉得父母双方都做了错误的选择。丽莎觉得如果母亲选择了父亲，那么父亲就会留下来选择丽莎。她无意识地理解为，如果母亲留下来，丽莎就会继续得到父亲的爱，而不是被抛弃。**而事实上，丽莎深深困于自己对父爱的要求和已经无可挽回的父爱的丧失**[1]。她说她抗争过，当她向**大他者**提出自己对爱和认可的要求时，她的呼唤总是没有被听到，所以她停止了请求，至少是口头上的停止——因为正如我们将看到的，她还用自己的实存来请求。

同样地，丽莎还陷入了对父亲的抱怨中。丽莎隔墙听到，父亲不是母亲想要的人选。**就在丽莎希望父亲回应她对爱的要求时，父亲的缺失显露无遗，**丽莎的话语聚焦在父亲的失败上。正如我们将看到的，大他者的这种缺失正是症状的部分原因。

在治疗过程中，丽莎说她想放下这些愤怒和沮丧，但却做不到。事实上，她的享乐固着于这一无法弥补的丧失。可悲的是，由于执着于这种享乐，以及她获得的一种奇怪的满足，她

1　参见本书第五章对"复仇"这一概念的讨论，这是一个法语词汇，描述了一个人被另一个人剥夺的不公正的感觉，因此癔症随后要求恢复在她眼中理应属于她的东西。

没有在别处表达她对爱的要求，尽管在别处的话，爱可能得到更好的满足。

当我第一次见到丽莎的时候，升华并没有起作用，尽管这一点在治疗过程中发生了改变。回想一下，丽莎的职业选择同她的父亲和继母相似。因此，丽莎其实把自己置于"父亲所选择的女人"这样的位置上。在某种程度上，这是丽莎对"父亲想要什么"这一疑问的无意识回答。而通过她的研究生生涯，丽莎还与同为科研工作者的父亲建立了联系。事实上，她觉得工作常常是他们联系的全部内容。父亲经常在他学校的办公室里和丽莎谈话，就像教授对学生说话一样。丽莎工作的不顺利与他们父女之间的关系息息相关，而父女关系也是丽莎认为失败的，是她想要放弃的。

有一天，丽莎在谈到她在实验室里研究的酶时，无意中说道："我**就是**无法得到我想要的反应。他就是不像我所希望的那样去反应。这反应就是不对。"我问道："他？"她回答说，"我是说它们"。治疗进行到当时的那一阶段，她已经知道应该继续说下去。她说，"当然我父亲也一样"。她想从她的酶和家人那里得到某种"反应"，但感觉对这两方面都缺乏控制。她表示她的工作中最令人沮丧的部分就是无法控制过程。她只能希望当她第二天早上去实验室"召唤"她的细胞时，它们已经在一夜之间做了正确的事情，即她需要它们做的反应。至此，让我们转向丽莎那看似荒谬的症状吧。

看似荒谬的症状被说出

治疗了6个月后，丽莎提到一个她以前从未提到过的奇怪症状。她"非常害怕呕吐"。她对自己和别人的呕吐感到厌恶。在那次会谈的前一天，丽莎实验室的一个同事在他们那层楼唯一的卫生间吐了。丽莎担心自己再也不想使用那个卫生间了，甚至连进实验室都觉得不舒服。虽然她说她最不愿想到的就是呕吐，但这一幕在她的脑海里却挥之不去。她一坐下就详细地描述了发生的事情。我问她同事呕吐时她是否在场，她回答说不在场，但她问了同事所有的细节，然后告诉了我。这段对话让人想起了鼠人向弗洛伊德医生复述残酷的上尉那个故事。最初的叙述让丽莎感到厌恶，这叙述本身对于她就是一种惩罚，然后她把自己置于施刑者的角色中，把这个故事讲给我听。当我表现出好奇而非恐惧时，她说她知道这真是"疯了"，但这对她来说太可怕了。这就是她的症状。

丽莎讨厌"呕吐"这种行为和对象（呕吐既可以是动词也可以是名词），她回避任何有人呕吐过的地方。在小学、初中和高中，她知道所有"被污染的地方"，从厕所隔间到操场上孩子们曾经呕吐过的草地，她从不涉足。她6年来一直拒绝使用某一个饮水池，因为有个孩子曾经在那里呕吐；她去学校的另一端使用饮水池，但她不知道自己为什么要这样做。

从10岁起，她只吐过两次。她试着忍住不吐出来，为此做出了一种仪式性的行为。当她感到想呕吐时，她会走到沙发或床上（最好是在黑暗中）仰卧着，完全静止，几乎不呼吸也不动，不发出任何声音。理智上，她知道如果排出使她难受的东西，会让她感觉更好，但她拒绝这样做。她更喜欢憋住，把这种感觉压下去，当然，这实际延长了她恶心想吐的感觉。

但在那两次呕吐中，她因喝了太多的酒而不能用她通常的控制机制和仪式来抑制呕吐。其中的一次是她和前男友在一起时，从她的描述来看，那是一个相当温柔的时刻。她允许自己和他一起难受，并感觉异乎寻常地好。但总的来说，呕吐对她而言是一种被禁止的行为。

对丽莎来说，呕吐这种概念和行为本质上是象形文字；呕吐一直是一个贴切而有力的符号，但这个符号失去了所指代的事物——一个失去了所指的能指。拉康说，症状是"一个能指，其所指已被主体意识所压抑。症状是写在肉体之沙（the sand of the flesh）上、写在摩耶之幕（the veil of Maia）上的符号，它具有语言的特征……它在语义上是有歧义的……但它是功能齐全的言语，因为在它的密码所蕴含的秘密中包含了他者的话语"。呕吐不仅仅是一种物质或一种行为，它是丽莎那被意识所压抑的欲望的能指。正如拉康所说，

> （在症状中）言语已从组织意识的具体话语中被驱逐出来，但言语要么是在主体的自然功能中找到载体（只要器官的痛苦感觉撑开了个体的实存与本质之间的裂缝，疾病便成了从生命体到主体存在的引子）；要么是在图像中找到载体，而这种图像在外在世界和内在世界的边界上，组织它们的关系结构。

我们发现这个症状包含了几种不同的措辞，即"在它的密码所蕴含的秘密中，包含了他者的话语"。让我来解释一下。

解开症状的含义

不用说，我当然是鼓励丽莎通过言语，特别是自由联想，来探索这个症状。我问她为什么呕吐，她是否有什么过往可以解释这种现象。她回答说："不，**什么也没有**。"然而，治疗进行至此，她已经知道，一个简单的"不"是不够的。我们把她过去的点点滴滴连在一起，把她的记忆填满，而这个症状就**像一个大大的省略号**。

丽莎说，她什么也没想到，什么也没回忆起来；只有一件奇怪的事情。我们坐下来，她开始聊。她提到了一连串的能指，她用话语将自己童年的一系列事件和场景串联在一起。丽莎证实了生理功能与从她的过往中提取的场景和能指之间的联系。在几次交谈中，丽莎进行了这种联想之后大为吃惊，被自己所吸引。破译她症状的信息（或者换句话说，在治疗中建构症状的意义）给她带来了一定程度的快乐和满足。当然，正如症状本身一样，建构症状的意义以既明显又隐蔽的方式给她带来满足，这一点我将展开讨论。

丽莎首先说，对于呕吐的恐惧使她怀疑自己能否生孩子，因为她想到晨吐就无法忍受。此外，婴儿和儿童呕吐的症状可是出了名的，她能怎么办，从呕吐的孩子身边跑开吗？"就在孩子最需要的时候消失吗？"这句话正呼应了她之前描述父母是如何对待她的。她问我："我怎么能够当一个孕妇呢？我这样能当孕妇吗？"我们可以将此解读为一种癔症的疑问："我有能力生育吗？"以及"我是男人还是女人？"事实上，这个症状可以解读为丽莎无意识地试图解决这个难题，这个症状也维持着这种癔症的疑问。但是，这个疑问为什么偏偏是关于呕吐这一能指呢？

我让她多说几句。"你知道，当你怀孕的时候，你会很难受"，她指的是"晨吐"。伴随着我的沉默，她继续说下去。丽莎回忆起母亲曾说过，她知道自己怀了丽莎，因为她觉得很恶心，很难受。有一次，丽萨的母亲在上班时，同事们带来了她喜欢吃的中餐。但是一闻到食物，丽莎的母亲却很恶心，然后吐了出来。她说，就是在那一刻，她知道自己怀孕了。生孩子就意味着有人要难受。这句话也可说成"是丽莎使她妈妈呕吐"或者"是丽莎让她妈妈难受"。丽莎所不知道的是，她母亲的话将她的厌恶及呕吐的欲望与她的怀孕联系在一起（最终也与她的存在联系在一起，因为她就是这样在大他者欲望中找到自己位置的），并导致了她的症状。换句话说，母亲的话语正符合症状的话语，一种可归因于母性大他者的东西被强加到丽莎身上。然而，这症状并不仅仅指母亲，它指代了丽莎的家庭矩阵中的所有人物。

比如说，丽莎知道她不是唯一一个造成她母亲恶心的人。毕竟，这事跟她父亲多少也有关系。对于让母亲怀孕这件事，父亲也负有责任。因此，话语又可以变为"父亲使母亲难受""父亲使母亲想吐"或"父亲通过让母亲有了我而使母亲难受"，甚至是"（丽莎）通过父亲，使母亲难受"。根据丽莎的话语，母亲的怀孕是父亲欲望的能指，而怀孕使母亲难受。通过拒绝呕吐，丽莎抑制住了这些欲望的能指。

父亲欲望的能指也让丽莎难受，因为这个欲望伴随着厌恶。通过她的症状，丽莎满怀厌恶地面对了性。通过这种方式，这个症状与丽莎的"面对性的个人方式"联系在一起。这在她避免呕吐的仪式性行为中表现得很明显。然而，这一行为同时产生了一种次级满足。正如弗洛伊德所描述过的，以及索莱尔所说的，这种症状是一种"不正常的性，更确切地说，是所谓正常性满足的扭曲的替代品"。不呕吐是丽莎的满足感替代品。因为她在通过抑制呕吐坚持着什么。"呕吐"作为动词也指摆脱胃里的东西或对胃里的东西说"不"，就像摆脱婴儿一样。到床上去抑制呕吐，也可以看作是想要保住婴儿，这为症状中可能本身就存在的极大矛盾又增加了一层深度。

　　与暴食症相反，丽莎什么也不吐。正如芬克在讨论拉康阅读克里斯的新鲜大脑个案时提醒我们的那样，"无"可以使欲望保持活力。通过什么也不吐，或吐了"无"，丽莎维持了她的欲望；并且，她保留了这种维持欲望的欲望。[1]通过不呕吐，她保护了这个留给她的欲望，尤其因为呕吐这种享乐是为他者（一个是丽莎的母亲，另一个是她的妹妹）而预留的。

1　这一表述与拉康对克里斯的新鲜大脑个案的解读是一致的，具体的讨论见于Seminar Ⅰ、Ⅲ以及Écrits，这与芬克对这个案例的探索也是一致的。新鲜的大脑不仅仅是患者想要或需要的物质，更是患者欲望的能指。因此，呕吐不仅仅是一种物质，它还是丽莎欲望的能指。

因为丽莎的妹妹也有拥有这个享乐的特权，这对丽莎来说是被禁止的。在妹妹到来之前，丽莎一直觉得这个家庭是一个快乐的三口之家。在怀孕期间，丽莎的妹妹是母亲恶心的原因，妹妹的存在使得母亲无法对丽莎给予足够的关心与关注。孕期母爱的丧失，对于丽莎还有另一种符号化的方式：丽莎抱怨怀孕的母亲的"大腿不见了"。丽莎再也没有地方坐了；再也没有她的位置了。她失去了在家里的地位。

然后可怕的妹妹诞生了。丽莎说："我不高兴，18年来我一直没有原谅她。"妹妹居然有呕吐的习惯（还吐得很多！），这让妹妹得到了更多的关注，这简直是在丽莎的伤口上撒盐，令丽莎懊恼不已。丽莎回忆起这些呕吐的场景。据她所能记起的，她之前并未有意识地讲述过这些场景，但当她联想到"呕吐"这个词时，这些场景就接连出现了。

例如，丽莎回忆起有一天，母亲放下正在和丽莎一起做的事情，去叫醒还是婴儿的妹妹，却发现妹妹躺在床上，到处都是呕吐物。丽莎不但没有帮妈妈处理，反而尖叫着跑出了卧室。（可能已经筋疲力尽的）母亲对丽莎大吼大叫，说她又傻又不帮忙。丽莎觉得自己受到了不公平的惩罚和羞辱。还有一次，因为丽莎从自己的床上可以看到浴室，她看到父亲把妹妹抱在马桶上呕吐。父亲抚摸着妹妹的头发说："好孩子。"丽莎说："我目睹了。我试着不去听，但我做不到。为什么他要在她这么恶心的时候夸她好？这激怒了我。我就不好吗？"

另一个呕吐场景发生在丽莎的父母为她父亲的新同事们举办的派对上。尽管丽莎当时只有4岁半，但她回忆说，她觉得那个晚上对父母来说很重要。其中一个参加者是一个年轻的"单身汉"（丽莎原话），他对婴儿没有什么经验。有人把丽莎的妹妹放在了他的怀里，妹妹立刻吐到了他身上。丽莎回忆起她目睹了那个男人脸上惊恐的表情，以及紧接着她父亲向这男人道歉时脸上恐惧加上一丝好笑的表情。当时丽莎的内心独白是，"我可干不出这样的事。我永远不会那样做"。

虽然丽莎以前不曾有意识地回忆这些场景，但她已经把这些事件具象化在现实生活中。她会努力控制自己的呕吐欲，也远离别人的呕吐。从一个女孩，到后来变成了一个女人，她一直都不呕吐。呕吐的欲望被身体压抑了下来。这个元素在实在界中已经存在了，并需要被符号化或口头化，这样才能更好地融入丽莎的心理生活。

　　拉康，在谈到它我（Id）时说道，"在分析中涉及的它我，是一个已经存在于实在界中的能指，一个不可理解的能指。它就在那里，但它不是某种模糊的、原始的和谐，那样的和谐是只有上帝才知道的预先建立的和谐"。[1]这个之前未曾说出口的、自由浮动的能指与丽莎的历史是有紧密联系的，但它们之间的链接丢失了，需要被修复。此外，这一修复所需要的合适的情感也需要被恢复。丽莎需要去表达，去感受那从未感受过的焦虑，去体验以前无法忍受的事情（我们可能会向自我表达无法忍受的东西——她是一个不会吐到别人身上、不会让人难受、也没有怀孕的女孩）。这个过程中的一部分是通过她的联想完成的。丽莎的症状（作为一种无法理解的能指，通过丽莎而在实在界中定居并言说，但一直没有被丽莎用语言表达出来），围绕、捕获、凝缩并展现了丽莎的童年场景，这关联到她与大他者的欲望的无意识关系——母亲的欲望、父亲的欲

1　弗洛伊德说："我们是在未知的和无法控制的力量下'被活着'"；拉康说："人是因为它而被活着""它会说话"。治疗就是获得"你就是如此"（you are this）这样一种知识，然后接受这一知识的过程。通过我们而说话的"它"，就是我们。

望以及她对父亲的欲望。

这些童年场景都依附于丽莎的症状，包含着凝缩于呕吐这一身体功能中的种种回忆和冲突。这些关联使得丽莎的症状上升到符号维度。阐明这些关联帮助我们认识到丽莎的症状是如何在符号矩阵中定位的。例如，通过她的症状，丽莎无意识地采取了某些立场。这些立场是复杂的，涉及很多场景、话语、关系、思想和感受。拉康说："症状是一种隐喻，不管我们是否愿意承认，正如欲望是一种换喻。"丽莎的症状包含了一种特定的能指凝缩，而我们可以代入她家庭历史中的各种人物，代入各种场景。通过代入不同的相关人物角色，以及他们在欲望路线中的不同位置，丽莎发现了自己的症状，如拉康所说的，"对于不可能解决的问题的解决方案，将解决方案转化成一个能指方程的过程中，会产生各种不可能。需要耗尽所有的不可能，才能找到真正的解决方案"。在隐喻意义上，丽莎的症状形成了一连串的可能性。

当然，这个能指是一个可变通的能指。"父亲使母亲难受"这句话含有大量的歧义。因为在这种情况下，难受既是一件好事，也是一件坏事——它意味着欲望与回避，想要与不想要。一方面，难受意味着被赐予孩子。父亲把丽莎想要的东西给了母亲，而不是给了丽莎。一个经典的表述是，我们会发现一种想要父亲赐予自己一个孩子的愿望（欲望的一个最突出能指），与此同时还会发现一种对这个欲望的压抑。一种名副其实的"不要让我难受"的状态得以表达。我们可以把丽莎的症状看作这两种欲望之间的**妥协形成**。

一方面，通过完全不呕吐和周密的回避策略，冲突得以暂时解决；而另一方面，面对症状，丽莎又有一种正面卷入而非回避的姿态，尤其是她会反复想到相关行为的发生地点以及仪式行为，这种正面卷入便是冲突延续的体现。通过这一症状，丽莎在她称之为最不愿意想起的事情上反刍，在她称之为不想有任何干系的事情上反刍。她的仪式行为延续了过往的人际关系，延续了欲望。

然而，这个症状也铭刻着一些与丽莎要求的满足相反的东西；这也是一个违背她的欲望、限制她的享乐的症状。是超我在说"不"。呕吐很恶心，它带来了恐惧和耻辱。母亲（通过她对恋爱对象的选择）和妹妹（通过吐在单身汉身上）都让父亲蒙羞。对丽莎来说，呕吐以及呕吐所带来的快乐和痛苦都是被禁止的——这种令人厌恶的事情不是她该干的。

这种拒绝是有多层含义的。首先，父亲未能回应丽莎对爱的要求，丽莎拒绝呕吐则是对父亲这一失败的一种回应。"你，我的父亲，别让我难受"，她的症状仿佛在说这样的话。因为，**你若拒绝我，我也拒绝你**。其次，丽莎的拒绝也使她站在与母亲一致的立场上。丽莎的母亲拒绝了父亲的欲望。这段婚姻，这个男人，都不适合她。母亲的缺失是因为父亲的缺失。通过拒绝难受，通过拒绝父亲欲望的能指，丽莎的欲望和她母亲（或大他者）的欲望是一样的。也就是，不想要父亲。通过这种症状，她无意识地将自己定位在与她母亲一致的位置上。

然而，再者，我们可以将"你，我的父亲，不要让我难受"解读为将丽莎与母亲的立场区分开来的一种方式。这就是她继母的立场，丽莎父亲就没有让她难受。毕竟，"你别让我难受"也可以是一种赞美，尽管这是一种可疑的、不那么讨喜的赞美。

因此，这个症状铭刻了丽莎与大他者复杂的、多重的关系。这个症状把这一切都纠缠在一起，既有渴望被弄得难受或怀孕的欲望，也有对这两者的责怪。[1]这个症状无形地将所有人物以及所有的可能性中缺少的链接拼在一起。在不同的时刻，这种症状代表了不同的人——母亲、妹妹、父亲、继母、派对上的单身汉、丽莎本人，可能还有其他人。[2]因此，"呕吐"不是一个意义单一的能指，而是**多重含义的凝缩**。

结尾：症状所在的地方……

我们是如何处理这种症状的？我们从无意义的话语中努力去建构并总结出越来越多的意义。我们通过追踪丽莎的欲望在大他者话语中的位置，并将丽莎的欲望与无意识欲望的网络及符号矩阵联系起来，以此来搜集丽莎欲望的含义。其他疗法可能会一开始就迅速地消灭症状，而我们不是。我们并没有试

1　正如弗洛伊德所说，这种症状"要么是为了性满足，要么是为了抵御性满足"，或者两者同时都有。

2　当丽莎看到单身汉被吐到身上时表现出的惊恐，她就"决定"不做那个让人恶心或让父亲蒙羞的人。因为他的行为是一个男性的，一个单身汉的（也就是一个可发展成配偶的男性）的反应。

图让丽莎脱敏。我没让她踏进那个可怕的卫生间，闭上眼睛，然后克服恐惧。恰恰相反，我们让她对症状的多重含义更加敏感，我们深入进去，彻底了解它。以前无法言说的东西被吐了出来，由此形成了疑问，接着开始慢慢地以各种方式被咀嚼和思索。

症状确实有所消退。丽莎回到了那个同事呕吐过的卫生间，这是她过去不会做的事，是她觉得自己不可能做的事。她谈到了如何接受自己和其他人的呕吐。她觉得自己也许能够应对自己的呕吐了——甚至是晨吐和呕吐的婴儿。用她的话说，她打算"保持心态开放"。因此，关于这个议题，她体验到了更多的自由。这并不是说，即使这一症状消退也不会出现另一个试图修复她的丧失的隐喻，而是说，在这一年里一周一次的治疗中，我们使用无意识的逻辑，以防症状继续以这种难以理解的方式主导丽莎的生活。她会考虑到新场景出现的可能性。

最后要说的是，丽莎的实际症状是在治疗进行了6个月后才出现的，并非她治疗的最初诉求。丽莎来接受治疗是因为想要缓解她的抑郁（这个目的她达成了），以及因为她发现自己无法工作，特别是无法完成自己的学位论文。在我们共同的工作结束时，她就快要完成学位论文了，并已经申请了多所顶尖大学且获得录用，她接受了其中一所她喜欢的大学。还有她的男朋友，她一开始怀疑过男友对她的感情（"男友愿意和她在一起吗？"），现在男友要和她一起去完成这些充满希望的尝试。丽莎感觉自己对爱情和工作都充满了渴望，甚至在两方面都感到些许得意，感觉自己更"有价值"了。除了缓解抑郁这个不小的成就，她还触及了自己无意识的欲望，并想要更加了解自己的欲望。

由于我们双方的情况，我们的治疗工作过早地结束了。我们的工作地点和地理位置都将发生变化，但丽莎决定在她要搬去的那个州与另一位精神分析治疗师继续接受治疗，因为她知道她的缺失和挫败仍然存在。她仍然渴望看到父亲爱她的迹象，尽管她对这份爱的要求不再那么执着。在我们最后的几次治疗中，丽莎谈到了我们的结束。她泪流满面地诉说着对父亲的思念，在我们的治疗接近尾声之际，这种丧失感尤其强烈。但她正在慢慢地把这种丧失整合到自己的生活中。之前她总认为父亲欲望的不是自己，这种解释曾经让她感觉自己毫无价值，而如今她的欲望不再被这种解释完全裹住。我们对这一具体症状（对呕吐的恐惧反应）的治疗增强了丽莎直面欲望的能力。作为她独特背景的产物，这种症状变得有意义了，尽管意义还不完整或充分——因为陌生的部分依然存在。此外，正是为了理解这种陌生，丽莎开始研究自己的无意识，仿佛那就是知识的来源，而那确实就是。在这样做的过程中，她对那些曾经看起来最陌生的东西开始负起责任。我并不是说我们达到了拉康派的分析目标，即认同于症状的实在的部分，[1]这样说是夸大和错误的。但是，症状在何处，丽莎就会在哪里实存，她说的话也会更多，尤其是当她和一个与众不同的大他者说话时。

1　关于认同于症状这一表述的讨论，参见本书的最后一章。

第四章 毒香肠个案：怀疑、梦、内疚和爱

可是在这种事情上，我们往往逃不过现世的裁判，我们树立下血的榜样，教会别人杀人，结果反而自己被人所杀；把毒药投入酒杯里的人，结果也会自己饮鸩而死，这就是一丝不爽的报应。

——莎士比亚《麦克白》第1幕第7场

（Shakespeare，Macbeth，Act 1，Scene 7）

伊顿，一个聪明的年轻人，外表很整洁，展现出非常典型的强迫症状：他被怀疑和犹豫折磨着。他无法决定与女朋友"分手，还是不分手"，这把他带到了治疗中，但这也揭示了一种比较普遍的对性及力比多关系的立场，尤其是爱与欲望的分裂。这常见于那些具有强迫神经症结构的人，理解这一点对临床很重要。此外，正如我们即将见到的，这一立场被烙上了内疚与羞耻的印记。在伊顿身上，我们遇到了强迫症主体的恋爱与性关系的迷宫，我们会看到这些关系如何联系于父性功能的本质与传递的问题，以及父性功能的本质与传递在阳具层面上带来的结果。

　　伊顿的怀疑让他自己心烦意乱，身心俱疲，快要把他逼疯了。他太累了，他研究生阶段的学习之前一直很顺利，现在却很困难。这个情况让他特别担忧，促使他来接受治疗——对他来说，心里痛苦是一回事，但学业因此越来越差则完全是另一回事了。获得博士学位会让家里的长辈都感到骄傲。但如果他的学业一团糟，他们会怎么想？在伊顿走入我在大学诊所的办公室之前，他从未接受过治疗。在我们一起谈话的有限时间里，我并没有去积极地缓解他的症状，而是鼓励他在我们所拥有的时间里，尽可能去表达，进一步去讲述，并把自己的经历讲出来。在生活中，他思考得**很多**，却说得很少。我想让他去言说，从一个会思考的人（这是他十分熟悉又相当痛苦的存在状态）逐渐变成一个会说话的人。

　　伊顿所叙述的这些特定方面构成了那些症状：结合了欲望

与恐惧的那些怀疑和犹豫、他强加于自身的限制和禁止、他放弃的满足以及他如此放弃的原因。弗洛伊德提醒我们，可将症状视为欲望与自我责备之间的妥协——没有什么比强迫症更能完全抓住这一点了。癔症使两种相互竞争的欲望在单个症状中达成妥协，而强迫症则往往依次表达两种欲望倾向。弗洛伊德说道：

> 在癔症中经常出现的情况是达成一种妥协，这种妥协让两种对立的倾向同时得到表达，有一石二鸟之效；然而在这里（在强迫症中），两种对立的倾向则各自得到满足，先是满足一个，然后再满足另一个，即便人们很自然地试图在两种对立的倾向之间建立某种逻辑联系。

此外，对于强迫神经症，我们需要区分原发症状和随后的继发症状。原发症状，如责任心、羞耻感和自我怀疑，以弗洛伊德所说的"反应形成"表现出来，用来抵御个体对早期经历（主要是性的）的内疚感。这种反应形成是一种"成功"的防御方式，因为至少在一段时间内个体是健康的。但这种平衡可能会被打破，有时是由于生活事件，有时是由于个人内部的变化，而当压抑失败时，强迫观念和行为恰好第一次出现，而不是旧有的、被压抑的记忆重现。

伊顿的平衡被打破了，他的疯狂怀疑是他强迫性反刍的特征。弗洛伊德将症状描述为：

> 对主体的整个生活而言，那些有害的或者至少是无用的行为，经常被他形容为很讨厌，给他带来不舒服或痛苦。这些行为所造成的主要损害在于行为本身所牵扯的精神内耗，以及与这些行为斗争所必需的进一步消耗。

伊顿抱怨说，他的怀疑使他精疲力竭，让他很痛苦，而且影响他与他人的关系。

在这一个案中，我突出了那些症状性的行为、梦、幻想以及通过伊顿的能指呈现的符号矩阵片段。伊顿根据自己的性幻想、攻击性幻想以及梦所展开的联想，带出并编织出他个人历史中一些还未完全表达出来的元素。而且最重要的是，这些联想揭示了他的症状如何被视为这段历史以部分伪装的方式置换到当下的时刻。

此处还援引拉康所说的：

> 我们迄今为止已经学会从一些现象中找到症状的秘密，这是弗洛伊德的天才赋予人类知识的一个广阔领域，配得上"精神分析语义学"这个真正称号，而这些现象包括梦、过失行为、口误、记忆错乱、突发的联想等等。

拉康指出，某些精神分析和心理治疗学派已不再注重与这些现象开展紧密的工作。在本书包含的个案中，我着重呈现此类材料是希望提醒读者，我们作为临床工作者最好还是将关注点带回到此类材料上，此类材料会给临床工作带来关键的元素，因为这是谈话疗法变革的核心。此外，通过关注这些现象，我们也认识到弗洛伊德诊断模式固有的经典精神结构，其中包括强迫神经症。

弗洛伊德对强迫神经症的描述主要集中在思考和反刍的深刻作用上。更为现代的DSM对强迫症（OCD，obsessive-compulsive disorder）的诊断侧重于行为，即强迫行为方面，从诊断和治疗的概念上都是如此。然而，正如我们即将在伊顿个案中见到的，强迫观念不仅在强迫神经症中起着非常重要的作用，而且实际上出现在强迫行为之前，因此必须首先处理。弗洛伊德论述了，强迫行为如何成为人们防御性的仪式，用来抵御那些令人不安的想法。他还提醒我们，从结构上讲，强迫观念是这种经历的核心。在这一个案中，我们可以将非常强烈的认知方面视为一种提醒，提示我们为何必须去认识并处理这些强迫观念，而不仅仅是处理那些外显的行为。

在伊顿个案中，我们看到了经典的强迫症状在当代的版本。伊顿个案的细节就把弗洛伊德的这段描述给具象化了：

正如我们在强迫症患者的精神生活中看到的那样，强迫行为和怀疑处于主导地位。这种怀疑对应于患者对自己犹豫的内在感知，由于他的爱被恨所抑制，所以在面对每一个想要的行动时，他都会犹豫不决。这种怀疑实际上是对他自己爱的怀疑——而这本该是他心中最确定无疑的事情；怀疑会扩散到其他一切事物上，尤其容易被置换到最不重要的、琐碎的事物上。一个怀疑自己的爱的人可能会，或者更确切地说是一定会，怀疑一切次要的事物。

我尝试以这样一种方式来倾听，即鼓励伊顿勾勒出自己的故事，弥补他记忆中的一些空缺，填补他记忆中的一些空白。我们没有完全解释这种症状，很大程度上是因为这段治疗是固定疗程的，尽管是否有人曾经完全解释过某个症状仍然是个疑问。在分配给我们的时间里，沿着伊顿故事的各种线索，我们确实努力去解开这个结，这样他离开的时候就有了一个更深刻的理解，理解他强迫性的怀疑，以及令他困扰的力比多关系如何与特定的生活史联系在一起。谈到弗洛伊德在鼠人个案中关于强迫症的经典研究时，拉康说：

> 正是通过破译这些材料，主体才能够回忆起他的个人历史以及决定他症状的冲突轮廓。而在技术上消

除症状的价值取决于他个人历史的秩序得到恢复与填补的程度。

伊顿刚来的时候，症状对他来说似乎是非常陌生又很受困扰的，而整个过程下来，症状对他而言就变得更富有意义、更个人化了。

伊顿是个20多岁外表整洁的男性。他出生并成长在欧洲东南部的一个国家，在困难时期，伊顿就生活在那里；他描述了一个充满攻击性的地方——"一个战场"，在那里他在街上被殴打、被欺凌，然后作为回应，他把自己也变成了一个欺凌者。他父母都是受过高等教育的博士，从理论上来说他们有一份好工作，但即便如此，他们还是很缺钱。即便他们的教育水平很高，他们也无法挣到足够的钱，生活还是困难的。在这个国家的社会政治氛围下，当伊顿成长起来时，公开谈论性是不可接受的、会被主动审查的，社会里有一种特别强烈的超我在运作。人们可能会将伊顿的症状与他国家里更大的文化矩阵联系起来（当然，我们也看到了一种强烈的惩罚性的超我的内化，尤其是在性方面），但伊顿的症状实际上有其真正的特异性，那是他个人和家庭的历史所特有的。

怀疑

伊顿说，他一直与那些闯入脑海、造成干扰的想法以及那种令他受折磨的怀疑进行斗争。在我们第一次会谈时，他无法做出一个特殊的决定就表现了这一点，为此他需要"外界的客观的"意见和建议。他无法决定是和交往已久的女友明迪继续在一起，还是分手，他讨厌这种痛苦，这个困境让他身心疲累。"我要不要继续和这个人在一起？"，这个问题看起来像是生活中一个正常而重要的疑问，却以强迫症的形式出现。伊顿把关于爱谁和欲望谁的决定变成了他的症状。

伊顿的言语回到了他的爱人身上，他不知道明迪想从他这里得到什么，这让他焦虑又沮丧。他说，明迪年龄更大一些，她可能想从他这里得到更多，而他还没有准备好，这种挣扎就表现在强迫性想法中。他说："我脑子里的想法推动着我，让我痛苦。"他多次表示，这些想法和怀疑让他无法享受日常生活。强迫症倾向于反复思考生命中重大的存在主义议题，比如爱和死亡（我们将会在这一个案中看到），这常常会妨碍个人真正享受生活中的日常乐趣。这种反刍也会导致许多具有破坏性的躯体症状。很多时候，伊顿会感觉到胃部发炎，因此他服用了许多抗酸剂（如我们即将见到的，胃部不适也会在其他方面造成问题），他还经常头痛，这干扰了他的睡眠。他由于睡眠不足和无尽的焦虑而精疲力竭。

　　他感到抑郁，而且特别容易将自己的抑郁和焦虑与明迪联系在一起。明迪的过去困扰着他，主要表现在他感觉自己要不断去摆脱关于明迪过去的负面想法与画面。此类画面以一种闯入性的、违背他意愿的方式回到他脑海中。他将自己的处境描述为"与（他的）自我进行斗争"。伊顿跟自己对明迪的爱作斗争，因为这份爱让他内心备受折磨。事实上，他内心的生活就是爱与恨之间的永恒斗争——每当他爱上一个女人，他内心就会产生矛盾。他爱明迪，但也厌恶明迪的某些方面。或者，更准确地说，他厌恶自己受那些关于明迪过去"肮脏又污秽"的想法与"画面"所折磨，厌恶自己心里对所爱女人的过去所做出的反应。他越爱明迪，就越厌恶明迪；而他内在的冲突加剧了精神上的混乱。

　　弗洛伊德在《人的对象选择的特殊类型》一文中，提出了"'爱的必要条件'，这些条件控制着人们的对象选择"。伊顿抱怨说，明迪"肮脏"的过去令他讨厌，但这个想法的持续让我们好奇，是否存在这样一种无意识的条件，即明迪有一段污秽的过去——好像这正是他爱的条件，他爱的方式。

　　伊顿对明迪的过去给出的回应是自相矛盾的，甚至是不合逻辑的，这是强迫症的思维特征。他说，他不想由于要和明迪分手"就放弃了"，因为他觉得明迪爱他，需要他。他觉得明迪"需要"自己和她在一起，并"保护"她，这是这个方程式的一部分。这就是弗洛伊德说的"拯救主题"：某种"类型"的男人会有想要拯救一个女人的冲动，甚至有一个命令要他这样做；因此，他必须选择一个女人，而且最好是一个其过去可能需要拯救的女人。

　　成为明迪的拯救者也正使他落入了对明迪爱恨交织的态度。一方面，他抱怨说，明迪需要他成为一个"不需任何回报的好男人"，明迪从来没有得到过这样的好男人，因为在遇到他之前明迪遇到的都是一连串的"坏男人"。另一方面，他说自己的幸福有赖于他人的幸福，而且他的想法是明迪的幸福有赖于他。他声称："只要他人开心，我就很好。"这种自我否认的精神是不真诚的。事实上，在后续的治疗中，当他更能认识到内在的冲突时，他便允许自己说出截然相反的话。他说，他一部分的自己想帮助明迪，**但另一部分的自己似乎想让明迪感到痛苦和难受**。他不仅仅是帮助与保护明迪，他还想要伤害明迪，尽管每次他这么做的时候，他都会感到内疚。**因此，我们会看到这样一个环路，先是攻击，接着是内疚，然后是利他主义的反应形成，这种环路在强迫症的动力学中很常见**。[1]

阐明强迫症的攻击性（通常是一种被压抑的攻击性），有助于更好地理解强迫症结构。其特征是想要摧毁他的欲望所依赖的事物（大他者）。正如拉康所说，"强迫症倾向于以我们所说的摧毁大他者作为目标"。[2]对伊顿而言，大他者既是他欲望的来

1　这一点遵循了弗洛伊德在1896年描述的轨迹。弗洛伊德说道，我们发现"在第一个阶段（即儿童期无道德的阶段），所发生的事件会包含日后神经症的萌芽。首先，在儿童早期，我们有过性诱惑的经历，后来这将使得压抑可能会形成；然后再是对另一性别的性攻击行为，这将在之后以自我谴责的行为方式出现。"

2　下文对《雅克·拉康的研讨班，第五卷：无意识的形成》的引用都是对应法文版的页码，译文由罗素·格里格提供。

源，也是他想摧毁的对象。如我们将在下文所见的那样，在他所爱慕的对象身上有一种互补的分裂。似乎有必要补充一点，那就是强迫症的这种攻击性往往主要表现在思想和幻想中。对于男性来说，这种攻击性通常源于俄狄浦斯情结中上演的父亲与儿子之间斗争的二元关系，我们很快就会探讨这个主题。目前请注意一点，这场较量是在拉康所说的想象及符号层面上演的，而且尤其联系于禁止、挫折、剥夺以及最终的认同。

让事情更复杂的是，他对明迪怀有那些敌意和"偏见"的想法，让伊顿很受干扰，他为此严厉地批判自己。伊顿谈到明迪时说："她把一切都毁了。"但当他开始谈论自己的困境时，他也怀疑这样是否公平，并对不公平进行自我谴责。他希望自己能更宽容、更有耐心、更仁慈、更超然，而不是武断地认为别人把事情搞砸了。在许多方面，他对自己最为严格。

特别是当他把自己和他严格的理想做比较时，他的表现很不理想。伊顿会不断地告诉我，他是一个"很好的人，珍惜生命，努力工作"。他已经内化了无数的道德价值和伦理理想，希望根据这些理想来"更好地处理这种情况"。他想让自己反应不要那么大，希望自己能够只是站在一边观望，"观察而不受影响"。他说，如果他不采取行动，也许他不会感觉自己陷入这样的权力斗争。他想把自己从这些斗争中解脱出来，"从较量中解脱出来"。正如伊顿所解释的，马车是身体，车夫是大脑，马是感觉和情感，缰绳是思想。伊顿认为，就他的情况来看，马的控制力太强了；他想对自己的思想和情感有更多的掌控，尤其是在受到性诱惑的时候。他想要车夫掌控马和马车。他还想在哲学层面上继续言说。而我一再鼓励他说得更个人化、更具体，试图让他远离强迫症的这样一种策略，即先发制人，将作为大他者的治疗师所输入的、不喜欢的信息都抵挡在外。这种策略是强迫症想要并试图"控制"与掌管一切，成为他的语言、思想及情感的主人——最终，成为他的无意识（以及他的马）的主人。同样地，他想要一个没有欲望的大他者，这就等同于一个死掉的大他者。

当伊顿从哲学方面的夸夸其谈中转移时，他的言语回到了他的力比多情况。想到明迪，他不禁大声问道："这是我应得的吗？"我重复道："这是你应得的？你能再多说一些吗？"他回答道："我应该得到更好的吗？"我从多个层面听到了这句话："这是我应得的吗？"这句话可以指向很多层面：我们是应该得到更好的，或是不配得到这个，或者实际上应该只能得到更糟的？一开始，伊顿只能说出前者，即他应该得到更好的。但是后来，通过言说，他也谈论并考虑后者。后者与他强烈的超我和自我惩罚的突出作用有关。伊顿觉得他应该受到惩罚。至于原因，他不太清楚。从这个意义上说，伊顿的无意识在他的言说中表现得淋漓尽致。他直白且毫不含糊地说，他对惩罚的需要与他早年接触到性有关。因为这种需要被惩罚的感觉没有太多的情感依附，所以他不知道其中的详情。事实上，他怀疑其中的详情，但详情是存在的，通过语言在那一刻呈现出来。

当伊顿怀疑自己的爱时，性也成为一个问题。性被"被糟蹋了"。伊顿抱怨说，他不得不强迫明迪，这让他感觉很不舒服，因此无法享受亲密关系。正如弗洛伊德所观察到的，在性方面无法获得快感，或是感觉"精神麻痹"，这样的事是很常见的。

然而，伊顿的问题不是他没有获得快感，而是他在得到了太多的快感。或者，至少对他来说，是错误的快感，因为这是"非法"的快感；用拉康的话说，这快感是一种"违禁品"。伊顿说，他强迫她发生亲密关系是因为他"脑子里有种（他）

需要的想法"。但由于性对她来说是痛苦的，伊顿感到内疚，因此没有像自己希望的那样得到享受。内疚也把生活给糟蹋了——层层地被糟蹋，内疚阻碍他去享受自己的快乐。

他说，"我自身有某种坏东西"推动着要去进行亲密行为，他担心这种坏东西是变态的、邪恶的。他想要去了解它，最重要的是，要去掌控那种让他感觉受控制的东西。此外，他还说，他想弄明白这个坏东西是如何进入他的内心的。请注意此处有种根本的、彻底的矛盾，这是非常典型的强迫症。当他强迫性地去理解**他**自身的坏东西是什么时，他最终责备自己，然后他怀着自身可能有什么坏东西这个困惑，通过采取自己的视角并关心**他与治疗师**共同的问题，从而解除了大他者或者说治疗师的武器。这是一种策略，强迫症患者以旁观者的好奇心来看待"问题"，以避免把问题当成是自己的。

伊顿也聚焦于自己的欲望，而不是大他者的欲望。伊顿很少谈及他伴侣的欲望或满足。这在结构上具有重大意义，且与癔症（蒙娜个案）形成了鲜明的对比。癔症会陷入大他者的欲望中，把生活中所有不好的事情都归咎于他者，很少提及与大他者欲望分开的、自己的欲望。在这里，在另一方面，伊顿责备他自己的反应，但在下一刻，他就因为那种不属于他真实自我的东西而困惑。

爱与欲望的分裂

伊顿明确表示明迪"不是（他的）幻想"，明迪并非纯洁无瑕，不是他"理想爱情"的样子，他说明迪永远不会也不可能是他的幻想。就这样，伊顿设置了一个不可能的局面：他本该爱的女人，他却说他永远也不会爱上她；然而，他可以欲望她。由于她的过去，她是那种会被他贬低的女人，不是他会爱上的理想化的女人，却是能让他欲望的女人。为何要在爱与欲望之间制造这样的分裂呢？弗洛伊德在他的文章《论爱情生活中普遍的贬低趋势》中提到了一类人，他们"为了让自己的感官享受远离自己所爱的对象"，他们在不知不觉中找寻一个自己"不需要去爱的伴侣"。为了保护爱的对象免受性欲望的贬低，"情感与感官"这两股洪流便被极力分开。正如弗洛伊德所说，"他们在有爱的地方就没有欲望，在有欲望的地方就不能去爱"。这并不理想，当然，这肯定不是因为任何道德约束，而是因为这经常导致受挫、快感与满足缺失以及症状的出现。弗洛伊德继续说道：

> 那些没有将情感与感官这两股洪流适当融合在一起的人，他们在恋爱行为模式上通常不会表现出多少文雅；他们保留了倒错的性目标，而这些目标未能实现则会让他们感觉快感严重丧失，但另一方面，这些目标似乎只有通过贬低与鄙视性对象才得以实现。

伊顿似乎陷入了这样一个环路：唯一能让他欲望的女人，就像明迪一样，是一个被他贬低的女人。这就是他的欲望环路的困境。

伊顿开始说出，他自身的一部分如何享受与明迪所代表的被贬低对象的关系，因为这种不舒服和痛苦训练他去"做出牺牲"，把他人的幸福放在自己的幸福之前。因此，这是很好的训练（也是很好的惩罚）。对伊顿来说，牺牲意味着爱，而性和欲望则被贬为一个单独的领域。[1]因为他做出了牺牲，承受了痛苦，所以他认为"画面里更有可能是爱，而不仅是性"。这样一来，如果性不是完全地享受，而是需要他自己做出牺牲，那对他而言就"更好"了。我们也可以说，令他享受的是他没有得到享受，由此获得了一种次级满足，一种在牺牲愉悦与享受时所获得的愉悦。这种从牺牲个人欲望中获得愉悦或满足的矛盾现象，最初是由弗洛伊德在1930年的《文明及其不满》这篇文章中分析得到的，而且与拉康所说的超我无休止地"贪食"有关，拉康将这种特殊的人类特性命名为"享乐"。享乐被理解为这样一种特殊方式，即从牺牲中获得满足，这就是为何享乐经常被理解为从痛苦中获得快乐。伊顿在这个场景中"牺牲"了他的欲望；由此，他所否认的这种矛盾的享乐就被套入这个牺牲中。他说："我喜欢这种关系的一个原因，是我**没有**从这种关系中获得快乐。这给了我一种**奇怪**的满足感。"因此，他一开始痛苦地抱怨的东西，在另一个层面上，也让他

---

1 我们将看到他如何根据自己早期的家庭历史，在爱与牺牲之间建立无意识的联系。

从中得到了乐趣，然后开始滔滔不绝地说出来。

幻想：牺牲带来的负性满足与"愚蠢的国王"

伊顿又回到了关于他应得什么的疑问，这一次他质疑自己是否真的应得这"全部的画面"——这"理想的爱情"，因为他自己"远谈不上善良和纯洁"。当他描述自己童年的幻想时，在幻想中他爱上了一个天真无邪的、有道德的、只爱他的好女孩，他担心自己配不上这个幻想，因为他已经让自己变得不配了，"他由于做尽坏事"而被糟蹋了。只要他让自己的性欲凌驾于爱情之上，他就不配。这是一个价值问题。此外他还说，最好是在没有触碰的情况下享受，这样你就可以避免"毁掉漂亮的东西"。

伊顿努力把这种理想，即没有碰触的爱、没有满足的牺牲，强加于他的幻想中，因为这种理想与那种截然相反的冲动（在被贬低的对象上满足其欲望）互相冲突。伊顿在刚开始治疗时，谈到了他的恐惧和怀疑，以及这些恐惧和怀疑的持续存在与侵扰，然后转向了他的幻想，而这些幻想同样是令人着迷的，但同时又侵入并吞噬他的精神生活和心理活动。他不断地试图强行限制自己活跃的幻想生活。伊顿用白日梦来帮助他放松和入睡。在一个反复出现的白日梦中，他帮助一个漂亮但遇上麻烦的女孩摆脱了一个糟糕又危险的情境。在他的幻想中，他是英雄、战士、骑士、拯救者，他为女孩而牺牲自己。他为他人的幸福而死。他说，他当然想在牺牲后"享用果实"，但从来没有这样做过。但在他的幻想中，他感觉到他被这个女孩爱着，这个女孩在他死去的时候抱着他受伤的身体，为了感受被爱牺牲是值得的。他说，甚至是触摸，都将导致美梦及其幸福的破灭。我请他多说一些。他说，如果你乐于助人而不去碰触对方，你就不会那么依恋对方，这样更好。尽管在幻想中他帮助的几乎总是一个漂亮的女孩，但他坚持说，这种幻想是想要帮助别人，是利他主义。当他强调这种助人的因素是很重要的一点时，我就告诉他，有时以一种全面考虑的方式看待事物是很有用的，包括事物所呈现样子的反面或对立面。[1]伊顿被这

1　我使用了弗洛伊德的观点，尽管这一观点更为自由，即"梦让他们感觉到可以借用愿望的反面来自由地代表任何元素"，并且愿望可以启动梦，而恐惧可以掩盖愿望。

个评论吓了一跳，他觉得这个评论很奇怪。他还是坚持那个利他主义的托词。

　　然而，伊顿在我们下一次会谈的开头就说，他已经对自己撒谎很长一段时间了。他说："事实上，百分之九十是性，但性带来的是负面感受。"他感到更加沮丧和困惑。他说这种助人"是谎言"，是对性欲和欲望的一种防御，"我的心在欺骗自己。这种助人覆盖了欲望，所以这种助人从来都不是纯洁的"。这种代表善良的助人和牺牲，总是与代表邪恶的性欲和欲望作斗争。伊顿说，这就是白日梦产生的原因。我的来访者一夜之间变成了弗洛伊德的追随者！确实，弗洛伊德特别探讨了，"拯救主题"如何成为一种合理化和次级修正，这种"拯救主题"涉及"父母情结"，即一个人与父母的关系，以及力比多的依附与固着，我们接下来会对此进行讨论。

　　随着治疗的进展，伊顿说，他"厌倦了那种老套的故事"，觉得"需要一些新东西"。他的拯救幻想再也不能帮助他入睡了，也不再能让他放松了。治疗的结果是，这种拯救幻想不像以前那样对他有效了。他含蓄地要求一种新的症状，一种更有效的、能带来更多愉悦的症状。当一个旧症状不再起作用时，这可能会让来访者感到沮丧，但这表明情况正在发生变化。对性的内疚导致对性的压抑，并被利他主义所取代，这些是长期以来在伊顿的精神生活中占主导地位的反应形成。现在这些变得更加透明了，因此不像防御机制那样随时可用了。

让我们来稍微探讨一下这种防御，这种如此强大的反应形成。对于这种防御的结构，根据我们所知的，弗洛伊德和拉康所教导我们的强迫症结构，可能还存在另一个重要的时刻。很可能伊顿在很小的时候就被性的感觉所淹没，而他的次级反应是内疚和厌恶，这是对那种一直伴随着他的、不受控制的、被误解的性的立场，导致了在爱与欲望之间那种令他沮丧的分裂。

我们的话语接着转到了为何伊顿一开始就认为自己的欲望是"坏的、邪恶的"，为什么是敌人，为什么被羞耻和内疚所覆盖。他明确地说，这种感觉从他记事起就存在了。

性简史：阴茎与南瓜的精子

伊顿回忆说，他自从13岁开始自慰后，就会感到非常内疚，他会给自己写一张纸条，说他"5年内都不会再这样做了"

（当然，这从来都没有做到过）。他对自己的自慰习惯感到非常焦虑。他谈到了对健康的担忧。如果这个活动对他不利呢？如果会让他生病呢？他说，他花了几年时间，发现自慰实际上不会让人生病，也不会耗尽精子。

这涉及强迫者如何估量自己的享受并将其分成各个部分来分享。他从不倾尽所有，总是喜欢保留一些，他遵循"一个给你，一个给我"的原则，或者更好的说法是"一个给你，其余给我"的原则。

在这里，通过他的恐惧，我们推断出一种丧失的威胁，一种丧失性能力的威胁。伊顿没有足够的知识来让自己不害怕它。他生活在恐惧中，害怕自己会因为那些情色欲望的想法和行为而受到惩罚，因此发现自己陷入一种顽固而典型的强迫症困境中。我们再次看到强迫症在自己的欲望和对自己欲望的反抗之间来回挣扎。

伊顿说他不了解性，因为在他的环境里，性是会被审查的，是没有被公开讨论过的。他不知道婴儿是如何来的。当提到这个问题时，他妈妈告诉他，他终究会在生物课上学到的。他讲述了自己13岁时的记忆，学校里的一个女孩带来了一本裸体男女图解的书。他声称，在看到这本书之前，他并不知道男女性器官的差异。他以前认为它们是完全一样的，每人都有一个阴茎。他看着女孩书里的女性照片，以为同学们在跟他开玩笑。他惊呆了，不知所措。**是同学们把阴茎擦掉了？还是隐藏起来了？**在这里，我们瞥见了他个人历史中的一个时刻，在那个时刻，伊顿发现并准确地表达了一种缺失（缺了某个东西），一种相异性。他想，这是在开玩笑吗？他怀疑自己的知识，并回忆起那是一个重要的时刻。这把一种缺失感带到了眼前，他不得不去了解得更多。

当伊顿第一次完全认识到男女性别差异的现实时，那个时刻对他来说意义重大。我们可以推测，由这种认识引起的阉割恐惧，在这里显然是存在于想象界的，是引发压抑过程的触发点，而这个压抑过程使伊顿不再对女性进行性攻击（这点将在下文进行描述），使攻击性的欲望在自我谴责中以症状形式表达出来。因此，这种对女性（作为已被阉割的对象）的攻击，加剧了他那种自我谴责性的攻击。

如今的伊顿将触摸和性等同于玷污，而他早期历史中的某些事情导致了这个方程式的形成。弗洛伊德对此提出过这样一种深刻的见解：

> 他觉得性行为基本上是一种有辱人格的行为，
> 而不仅仅是玷污和污染身体。对于这种低级观点的起
> 源，他肯定不会心甘情愿地承认，必须要在他的青年
> 时期里寻找，在青年时期他的性欲洪流已经发展得很
> 强烈，但是若要通过家庭之外的对象来获得性满足，
> 这和乱伦一样，几乎都是被禁止的。

　　弗洛伊德的话提醒我们，要把目光转向伊顿的青年时代，去探究为何与伊顿的性欲望有关的一切都被玷污了，以及为何似乎反过来，他认为自己触碰过的一切也都被糟蹋了。他在性方面这种奇怪又普遍的强迫特征源自何处？正如我们将要见到的，这源于他与父亲的关系。他需要谈论这一点，他不想"浪费"他的会谈，他的时间，他想"把东西释放出来"。

　　关于"浪费"和"把东西释放出来"，伊顿也通过他的肠道进行言说。在一次会谈中，他说，"这是我释放的机会。我不想浪费它。这是我唯一的时间。其他时间，我需要集中精力

来学习和工作"。在那之后的许多次会谈中，伊顿一边说话，一边用肠胃的胀气污染我们治疗室里的空气。他正在"释放某种东西"。当他把事情用语言说出来的时候，也同时从括约肌里将一种相当强烈的攻击排放到治疗室中。弗洛伊德将强迫症结构与肛门期联系在一起。在肛门期这个阶段里，主体陷入了对大他者要求的回应中，这与控制，与将自己的一部分给予他人有关。[1]我没有解释，甚至没有提到那股气味，伊顿自己也没有提，但我确实对它的内涵感到好奇。这是退行到肛门期吗？这是他在身体层面对我的欲望和要求（我要求他放开对自己语言的控制，说出浮现在脑海中的一切）给出的回应（礼物）吗？他是在把自身的一部分投放到治疗室里吗？那就是让他很受困扰的、"坏的、被玷污的"部分吗？那就是他试图通过干净整洁的外表来控制的部分吗？他是需要我吸收或接受他的这一部分吗？

伊顿哀叹说，很小的时候，他还享受着天真无邪的快乐，比如阅读《伊利亚特》（他对这本书的理解是，这是关于人

1　想了解更多关于肛门驱力与强迫神经症之间的联系，请参见本书第二个案例。

们坠入爱河并为彼此牺牲的故事——这是一个他深入思考的主题）；当他长成一个男人时，通过一种反应形成，他幻想自己和他帮助过的女人在一起的画面，但他拒绝主动触碰她们。正如他的幻想所展现的那样，他将触碰设为一种禁忌。直到成年，他还带着这样一种观念，即如果他发生性行为，他就会受到惩罚。

伊顿回忆说，大约12岁时，他曾被一位年长的男性骚扰，那次经历同时包含着性和攻击的意味，他既害怕又兴奋地说，在13岁到16岁这段时间里，他会感觉到很强烈的性冲击，而这种性冲击又带来了强烈的内疚感和羞耻感。他认为，如果人们知道他的想法和所作所为，他们就会认为他很坏，甚至想要惩罚他。

这些确实是满腹内疚的快乐。伊顿的行为似乎经历了一种演化的过程。一开始，他公然做出带有攻击性的性行为。然后，似乎是在第二个时刻，出现了一种压抑以及一种与惩罚恐惧有关的内疚反应。我们在他所叙述的12岁时看到了这一点，在他20多岁时又看到了这一点。我们可以推断，这很可能是童年更早时期的一种动力学的重复，那是一个已经被压抑的时刻。事实上，伊顿正是弗洛伊德很久以前所描述的那种经典强迫症的具体表现。在伊顿身上，我们发现了一段最初的、非常早的时期，在这个时期里，他先是遭遇令他不安的、将他淹没的性，而这段遭遇的确切性质从未得以明晰；接着他表现出对女性具有攻击性的性行为，而这一点随后便被压抑；最后呈现出的是对女性的双重态度，包含情欲性和摧毁性这两个维度，而这是结合了他精心创造的拯救幻想之后，再以症状的形式表达出来的。

一段回忆浮出了水面，但这段历史仍然留有许多空白。伊顿怀疑这一切是否与他目前的困扰有关；他觉得有关，但又不知道如何关联。为何他不能享受性爱，为何性与爱如此分离，他想知道自己的过去是否以某种方式关联到这些问题（答案是肯定的）。他想知道自己的过去是否关联到那种让他受尽折磨的、对女友的怀疑（答案依然是肯定的）。他想要牺牲自己的性享受，然后他才会**知道**那就是爱——然后他才能让自己感到确定。他想净化自己的欲望，消除自己的怀疑。[1]在无意识层

---

1 伊顿还将他的怀疑和想要掌控自己欲望的欲望投射到未来。他担心他会伤害他未来的妻子，他的症状跨越了时间。

面，他问题的答案是，他会不带任何享受地爱明迪，他也会从别处（从牺牲中）找到享受。他这样做，会牺牲自己的欲望。治疗的一个原则是，我们想要发现更多的可能性，让人从生活中体验更多的欲望和满足。所以我请伊顿多谈谈"牺牲"，这个能指似乎指向对他满足的限制与阉割。

他说，"他为了父母的幸福而做出牺牲"。最近的一个例子是，为了让他父母感到骄傲，他每周六的晚上都不出去玩，而是待在家里做功课。然而，他补充说，通常情况下，他最终都会去看网络的色情作品，这当然不会让父母感到骄傲。他想过这会让父母很不高兴。请注意，这一幕让人联想到鼠人的午夜仪式。鼠人在认真学习的时候，会把门打开，以便他（死去的）父亲来观看，然后鼠人会在镜子前掏出自己的阴茎，用坏的一面来抵消好的一面。回到伊顿这里，他问道，如果他是为了让父母感到骄傲，为何他又做那些让父母失望的事情呢？

在这里，我们必须强调主体历史的重要性。伊顿一开始是在谈论目前令他担忧的事情——他那无处不在的、闯入性的怀疑，然后谈到他的幻想，再然后谈到了他的家庭背景。精神分析的工作往往如此，我们回顾他的过去来理解他现在的困境。

不出所料，他早期的经历，特别是那些与家庭关系有关的经历，会变得非常重要。

毒阳具

在许多方面，伊顿都是一个经典的强迫神经症，而伊顿个案表明弗洛伊德那些流传百年的著作在当今依然适用。不过，除此之外，在力比多关系方面，伊顿还挣扎于那个非常特殊的困境。任何与他的性欲望的有关的一切都被玷污了，而似乎反过来，他用我所说的"毒阳具"触碰过的一切也都被污染了。为什么我说的是"阳具"？如果像弗洛伊德说的，有时候雪茄就只是雪茄而已，那么阴茎就永远不只是阴茎。**阴茎总是带有语言和能指的标记**，这是我们把阴茎称为阳具的一个主要原因。阳具最重要的特征是，因带有阉割的标记而在符号界占据的地位。阳具标记两性之间的差异，不是通过男性"拥有"阴茎，女性"没有"阴茎的方式实现，而是通过这样一个事实，即无论男性还是女性，人类性欲都是通过缺失、丧失以及阉割来获得。而且对男性和女性而言，他或她进入性活动和性游戏领域的特定方式，深深地受到其与阉割及阳具的关系所影响。就男孩而言，更具体地说，正如拉康所言，父亲是"阳具的承载者"，正是通过对父亲的认同，"男子气才得以确立"。这一点对伊顿而言非常正确。他要获得自己作为男性的性倾向，取决于他的符号性遗产（作为一个男人和他特定的父亲的儿子）传承给他的方式。正如拉康所表述的，"爸爸就在那里，他把它传给了我"。对于一个男人来说，如果一切顺利，他会感觉自己已经准备好与另一个人，以一种或多或少令人满意的方式，建立一段性关系。但是，对于男人来说，事情往往并不顺利，**他们在世界中性的实存带有他们的历史印记**。这就是伊顿的情况，我们可以说，对他而言，他的"阳具遗产"被烙上一种有缺陷的、不合法的感觉印记，因此他接触的一切都会变成腐坏的东西。他尝试过很多次让自己适应这种情况，但都无济于事，在他来找我做咨询的那个时候，他发现自己已陷入性的僵局。他在性方面这种奇怪又普遍的强迫特征源自何处？正如我们将要看到的，这源于他与父亲的关系。

可以说，现在是时候去探索伊顿生活中混乱的历史遗产了。有一点清楚地显现出来，作为男人和阴茎的拥有者，他所要占据的符号位置的传承与他的家庭矩阵密切相关，但尤其关联到他跟父亲的关系以及父亲为他而占据的位置。为了更好地理解伊顿的困境、父亲的角色、"牺牲"这一能指的意义，以及这一能指如何源自大他者，我们必须更全面地探寻他的家庭历史，并着重研究父亲角色的特殊性。

家庭矩阵与母亲的欲望

伊顿和父母、奶奶一起，居住在一套一居室公寓里。父母睡在卧室，而伊顿和奶奶睡在客厅。伊顿3岁时，弟弟出生了。弟弟出生后不久，伊顿就被送到外公外婆家，和外公外婆一起生活了9年。直到12岁时，父母搬进另一套更大的公寓，他才搬回来和父母一起住。他年幼的弟弟和父母住在一起。当他叙述这些细节时，他说他从3岁到12岁都跟外公外婆住在一起，持续"大约5到6年"。伊顿在数学和科学领域都很有天赋。考虑到他很可能知道12减3不等于5，我们可以把这个数学计算的失误视为过失行为。他的无意识减少了这段被安排的时间。这个失误作为例子可以说明，他的无意识如何试图将他这段历史缩减到最小。

　　我请他多说一些关于3岁时搬到外公外婆家的事情，伊顿首先强调说，这很"正常"，也"不是什么大事"，然后继续给出许多"很有逻辑的"原因，用来解释为何父母（尤其是母亲）让他年纪这么小就去跟外公外婆住，而不是在家里跟父母一起住：虽然父母是专业人才，但他们挣钱很少，经济并不宽裕；他们的公寓太小了，无法容纳他们5个人（包括他奶奶），而他外公外婆的公寓更大，离他的学校也更近，因此伊顿不用走多远就能上学，走路上学本身危险更少——因为在那条街道犯罪活动更少。伊顿进一步推测说，因为他外公是一名教师，也是儿童心理学家，也许母亲认为，如果让他和一位教师住在一起，他会得到更好的教育。教育对他的家庭非常重要，正如伊顿所说，他们都是知识分子，伊顿把这一举措说成是父母为了让他得到更多的幸福、更大的安全以及更好的教育而做出的"牺牲"。他说："妈妈不想让我待在那里（父母家），她把我送到了一位教师那里。"他煞费苦心地告诉我，搬离父母家是件"很好"的事情，并"没有给他造成困扰"。我并没有立即试图消除这个否定，[1]但我能听得出来，他确实抗议过太多次了。他有无数个合理化的方式，随时可以拿来为其他人的行为辩护，而实际上，那些都是他憎恨与蔑视的行为。

母亲让伊顿搬去和她自己的父母住，其中母亲欲望的是什么呢？伊顿试图用某些答案来回答。例如，舒适感、经济改善、空间更大、教育条件更好以及她儿子更安全。但这些合乎逻辑的答案最终都无法让伊顿满意。在伊顿个案中，我们没有看到太多关于他欲望着母亲什么这样一种疑问，不是我们在本书里其他个案中看到那样，而是看到母亲欲望着什么这样一种疑问，即母亲的欲望。在某种意义上，伊顿似乎并不是母亲所欲望的。伊顿坚持说，这是一种"牺牲"；这是（他的）爱的牺牲吗？然而，伊顿似乎确实在外公外婆的欲望中找到了一个占位符。[2]

1　参见弗洛伊德的《否定》以及拉康的《第一个研讨班》中关于伊波利特（Hyppolite）的附录。

2　作为长子，似乎伊顿对母亲而言并不是阳具。在这个地方，伊顿并没有把自己看作被欲望的对象，也许弟弟才是被欲望的。然而，伊顿确实在某种程度上将自己视为外婆的欲望，外婆会把他称为"礼物"，而且曾说伊顿"让她保持青春"。但伊顿会觉得这是他应得的吗？

　　伊顿很喜欢外公外婆，和他们在一起时他感觉很舒服，尤其相比于和自己的父亲在一起。伊顿一直都说自己的父亲不称职。关于他的外婆，伊顿解释说外婆已经把她自己的孩子抚养成人，所以伊顿自己就像是送给外婆的"一份礼物"。这位外婆在我们治疗期间过世了。伊顿说，失去了"抚养他的人"，他非常痛苦，然后补充说，"我为她而活（I lived for her）"。"为她而活？"我问道。他说，他打算说的是"我与她生活"（I lived with her）。在探究这个口误时，他说："我不可能为她而活。我活着不是为了让任何人骄傲，也不是为了让我外婆骄傲。我做的一切都是为我自己"。然后他说："实际上，她是为我而活。"她很关心我。我正在做着她想要我做的事。我是为了回报她而活。在这里，我们看到了伊顿的生活中关于他对外婆的符号性债务这一方面。[1]伊顿说他和外婆的关系非常亲密。实际上，他想要让外婆感到骄傲，让外公和奶奶都感到骄傲。

　　伊顿爱他的外公，说外公比父亲更聪明、更善良，比父亲更好。伊顿不喜欢周末时去看望父母，其中部分原因是父亲会"考核他"。当被问及父亲如何"考核他"时，他也只能回答说，是在功课上，这种考核让他压力很大。他想玩耍，但父亲却想让他学习。但最终伊顿什么都没做。在这场家庭闹剧中，父亲被他认为是无能的。我询问他，关于不想周末时去看望父母这一点是否还有过其他念头。他说母亲总是与奶奶吵架。伊顿讨厌"婆媳"之间的冲突。他心里想，"为什么你们（父

1　作为另一种牺牲，伊顿离开家来到美国读研究生，部分原因是为了让他的父母和外公外婆感到骄傲。他在学校和工作中表现非常出色（伊顿在升华方面很有天赋）；他的工作前景看起来很有前途，特别是在经济上，他在自己的领域已经有了令父母自豪的工作机会。他说，他工作非常努力，每周七天从早上一直工作到深夜。在治疗过程中，他开始质疑自己为什么如此努力，为了谁而工作。在言说中，他从说自己想多工作、少分心这样一种状态（回想一下他提出的问题——反刍给他的工作带来了无法忍受的负面影响）转变为质疑自己是否真正喜欢他的工作。他来到了这样一种状态，即他可以明确地表达出他有时不喜欢自己的工作，对工作没有热情，而且"把工作视为一种责任，而不是个人成就感"。他花了好几个月才能提出问题，然后才允许自己说出这些话。

母）要那样对待我奶奶？"他说，奶奶不该受到这样的对待，他对父亲允许这种情况发生感到非常"气愤"。父亲做了这个错误的选择，以至于和父亲一起生活的两个女人都不幸福——父亲没能让"他的"女人满意。伊顿想知道，这是否就是母亲不让伊顿住在家里的部分原因，而他"希望情况不是这个样子"。我在这个短语上加了个问号。他希望父母对奶奶温和一些。他说："我站在奶奶这边。我透过奶奶的眼睛看到了我父母。"他发现了父亲身上的缺失。在这里，我们可以发现一种特殊的家庭矩阵，在这个矩阵中，伊顿成了奶奶的欲望的代言人（这是他的解释），对他无能的父亲感到气愤。

我请伊顿多谈谈他奶奶。他将奶奶描述为能让他远离父母的"盾牌"。有段时间伊顿跟父母直接沟通很困难，而奶奶帮助他做到了这一点。他父母对他来说就像陌生人一样。他13岁的时候，奶奶去世了，而他的第一个想法就是，失去了"盾牌"和"屏障"，他要如何应对父母。他说他从来没有学会过要如何跟父母互动，这一点至今都困扰着他。我问他，他是否还希望用其他方式来让情况有所不同。他发现自己说不出话来。此次会谈到此结束。我突然意识到，"屏障"这个词很有趣，它显示出了矛盾。

随后，伊顿的话语转向并聚焦于死亡。在我们治疗期间，当他外婆过世时，他表达了对外婆过世的懊悔和自责，并且说接下来就会轮到父母；他停顿了一下，然后补充说，父母死后，他不会为父母感到悲伤。关于这个说法，他只能说父母的人生过得很充实，因此他不必悲伤。除此之外，他也说不出更多了。但是，他外婆的一生不也是长寿又充实吗？而他对外婆的过世表达了懊悔自责。伊顿确实也觉得这令人费解。他在会谈结束时思考着这个问题，到了下一次会谈时，他问道，为何自己在给父母写信或发电子邮件时，无法在信的开头写上"亲爱的妈妈"或"亲爱的爸爸"，也无法在信的结尾写上"爱你的伊顿"。他说有什么东西使他无法使用"亲爱的"或"爱你的"这两个词。他希望自己能够使用，但是他做不到，他不愿意。他知道他父母希望他与他们交流，希望他饱含深情与热情。他们肯定会很喜欢他用上"亲爱的"或"爱你的"这两个词，但他不想对他们说。他不知道自己为何不想给予他们想要的东西。

伊顿被卡住了。我问他是否记得自己的梦，因为通常当你陷入来访者被卡在一个地方的僵局时，梦以一种对自我威胁较小的方式，帮助你获得更多无意识的材料。谈论梦可以让来访者更坦率地说出自己的想法，也可以更容易触及无意识，因为相比于那些清醒时的想法，我们感觉对自己的梦境不用负那么多责任。确实，梦有一个显著的特点，那就是给我们最私密的欲望和想法赋予一种陌生而神秘的表达方式。弗洛伊德说，梦发生在"另一个场景"（这个术语是费希纳的），而拉康反过来创造了"外密性"这个单词。因此，伊顿开始讲述他的梦。梦是微型症状，充满了蕴含丰富成果的能指。我们用这些能指来建立联系，特别是在父亲的角色以及与阳具的关系方面。

关于父亲的梦

伊顿讲述了一个梦，梦中他正在餐桌旁进行家庭聚餐，此时他和父亲正对着干。伊顿对梦的许多方面展开了联想。伊顿联想到为家庭晚餐采购的故事，然后又联想到在他16岁时，父亲带回了一份购物清单之外的意大利香肠。母亲每周都会给父亲发一份购物清单，父亲应该严格遵守购物清单（因为资金非常紧张），但父亲很少这么做。父亲辩解说，买这些肉是因为便宜，而不是因为他们需要这些肉。其中还出现另一个问题，意大利香肠过期了。如果伊顿吃了它，父亲就对于把腐烂的东西放入伊顿体内这件事负有责任。父亲会把腐坏的东西传给儿子。

　　通常伊顿的言语集中在"毁灭"自己这件事上——他毁掉了自己的梦、幻想等等。因此，这个关于他和父亲对着干的梦，通过伊顿的联想，回到了更早的童年场景。在那个场景中，伊顿违背了父亲的命令，拒绝吃腐坏的香肠。他们吵了起来；父亲试图坚持，但伊顿拒绝了。伊顿不听父亲的话，拒绝吃香肠。伊顿记得，他只有少数几次在口头上对父亲发火，这便是其中一次。他想起自己经常对父亲非常生气和失望，觉得父亲没能提供他所需要的东西，但他没有用语言表达出来。他抱怨父亲表现得像一个"小孩"，而他"做错事"时经常对自己做出的正是这种责备，一个他认同于父亲的能指。我问道："像一根香肠？"此时伊顿因这个有毒对象的阳具意象而发笑，这意味着伊顿与它拉开了距离。然而，毒香肠事件这个童年场景引发了许多愤怒和焦虑。这并不是什么好笑的事。这指向的是礼物，是从父亲那传给儿子的遗产。在这一个案中，这不是一个有毒的圣杯，而是一个有毒的阳具。这个毒香肠，它绝妙地代表了伊顿继承下来的被污染对象的含义，它是点石成金之术的颠倒，它污染与玷污其所触及的任何东西。当然，它是阳具的一个符号，但是被父亲不完美的角色所毒化了，而作为阳具能指的符号载体，父亲的角色是年轻人在男女之间的爱与性关系中进行铭刻所必需的。

伊顿的无意识带来的这些干扰加剧了他的痛苦。他疑惑自己为何会有这样一个关于父亲的攻击性的梦。他说，"我内在有某个东西恨我父亲，我也不知道为什么"。在进一步的联想中，伊顿注意到，父亲没把母亲说的话放在心上，比如关于购物清单，但父亲对大多数事情也是如此；父亲让母亲很恼火，而这时候，伊顿又站到了母亲这一边。

伊顿进一步联想，他回忆起，在梦里，他似乎应该"感谢（他）一开始不想要的东西。这让（他）处于尴尬的境地。（他父亲）盲目又无知"。伊顿记得父亲买了一块"便宜又劣质的手表"，然后送给伊顿，好像伊顿应该为某种"劣质的"东西而心存感激。伊顿说，他需要一块手表，但不是那一块手表。

父亲的礼物价值不够，它不合格，比伊顿所欲望的要差劲。[1]

我们在这里看到了更多关于这个复杂的家庭动力学的东西，特别是拉康所强调的。父亲无法胜任将阳具传给儿子这项任务，根据母亲、祖母以及伊顿的叙述，父亲在做很多错事。因此，伊顿似乎无法通过父亲来成功获得阳具。[2]

梦不断地出现。在另一个梦里，父亲想从伊顿的被窝下拿走寝具，拿去给一位客人用。在梦里，伊顿很生气，觉得自己的睡眠和幸福被客人打扰了。父亲为了别人而打扰他，把别人排在伊顿前面。伊顿说："父亲想把我的毯子和床单给客人。我不想让他这么干。我想跟他吵一架。"在梦里，伊顿对于被打扰进行抗争。伊顿表示，在这些梦中，他感觉有一种想要与父亲进行"奇怪接触"的欲望。我问他这种"奇怪接触"是怎样的；他说他不

---

1 然后，伊顿将父亲与外公（和伊顿一起生活的人）并列起来。他说，与他父亲不同的是，外公很聪明，事情处理得很好。外公和妻子相处融洽，不像伊顿的父母，伊顿说，他们争吵太多，而且"牺牲太多"。

2 看起来伊顿的舅舅可能拥有阳具，因为伊顿形容他特别强大。例如，当伊顿把自己锁在浴室里时，唯一能把伊顿叫出来的方法就是说"你舅舅来了"，这时，伊顿就会立马出来。他说，他害怕舅舅，其他人会利用舅舅来让伊顿服从。

知道，但在梦里，他既想攻击父亲，又想亲近父亲。

在这一系列的梦中，伊顿又讲述了另一个故事："在梦中，我父亲经常去旅行。他一回家，我就想和他对峙。我只是想要身体接触，所以我走到他面前。然后，场景就变了，他和母亲在上面。那就像一个舞台，而我在下面。我和他对峙之后，他拿墙壁的碎片对着我扔来。母亲站在他那边，所以我孤身一人。我想要身体接触。""接触"这个能指不断出现，"站边"这个能指也冒出来，伊顿在下面，孤身一人，而他的父母"在上面"。[1]

在另一个梦中，伊顿一家人坐在桌旁，而伊顿想去某个地方，这时父亲说："再留下来一会儿"。在梦里，伊顿并不服从，而梦醒后，他说他心中最强烈的感觉是对父亲的愤怒和敌意。弗洛伊德教导我们，在倾听梦的时候，要倾听可能在梦中实现的愿望或欲望。除了想和父亲争论与对峙（这一点伊顿意识到了），我还听到了另一个可能的愿望，即希望父亲说"留下来"。这些梦似乎表明伊顿希望父亲采取行动。在根据这个

1　请注意，"父母在上面"可以作为潜在的原初场景画面。这也让人联想到伊顿对那个令他感到羞耻的女生所说的话。

梦展开的联想中，伊顿想起了父亲提出想要帮伊顿打包行李的那个时刻。伊顿说："我父亲想帮忙。我说，好吧，然后我把我的书递给他。爸爸问道，'你真的需要这些书吗？'那是我最喜欢的书！我说，你干什么？好像他在替我做选择，决定我该拿什么不该拿什么。"伊顿说，父亲并不知道伊顿真正需要的是什么，他并不认识伊顿的珍爱之物——父亲的观念和选择都是错误的。

在这一系列关于父亲的梦中，最有用的材料是：伊顿正在吃沙拉，"我吃光了所有的沙拉（不是肉），我父母很生气。父亲开始追着我到处跑。我打开门，跳了起来，开始飞向奇怪的地方。父亲手里拿着一个叉子，想要抓住我（好像伊顿自己就是一块肉似的）。我想飞得高一些，但是很难保持高度，他**在我下面奋力追我。**"我说："**你很难（让它）保持高度，因为你父亲在你下面。**"伊顿突然紧张起来；伊顿联想到的是**"他不够好"**，而我们听到的是一个父亲的失败，父亲的做法让伊顿愤怒、沮丧，让他一直"在下面"。我们可能会把父亲在传递律法方面的错误与腐坏的香肠、阳具秩序核心的失败联系起来，而这些失败将毒阳具交给了伊顿。我们看到了伊顿与带有缺陷的父亲之间的关系，看到了一个令伊顿无法尊敬的父亲。事实上，那是一个他看不起的父亲，一个相当可怜的人。这种父亲层面上的失败可能导致了这种毒阳具的传递，这可以从梦中体现出来，但不只是在梦里。这种毒阳具渗透到他与他人的关系中，并通过他在世界中实存的方式的其他方面扩散开来。伊顿在使用他的阳具时，必然会感觉到他玷污了某些东西，包括他自己。

爱在哪里：覆盖目标受抑制的驱力以及怀疑

伊顿的力比多关系影响到他的恋爱、性及家庭的关系。而在他所有的力比多关系中（尽管力比多关系尤指和女性的关系），有一个重大的议题，即爱与欲望的分裂。对于家人而言，这很有趣，因为**在这里我们提到了弗洛伊德所说的"目标受抑制"的驱力**。弗洛伊德将对他人的温柔情感视为驱力目标经常受抑制的结果。在这层意义上，他们最初性满足的目标已经被对他人的爱的态度所取代了。在感官的爱中，这两种形式（爱和情欲）是结合在一起的，但也可能相互排斥。正如弗洛伊德所说，"他们在有爱的地方就没有欲望，在有欲望的地方就不能去爱"。在这一点上，这似乎很符合伊顿的情况，一个人成为性欲望的对象的条件，就是他被贬低，主体本身变得污秽、肮脏是不可避免的结果。如此看来，这样就能更好理解为什么伊顿把很容易产生的自我谴责视为对性的一种反应。

根据想要身体接触这个欲望作进一步联想时，伊顿的言语开始转向父母如何试图向他表达感情，但他不让父母这么做。他既想要，又不想要。他挫败了父母的感情，不愿意给父母温暖，他说这"很奇怪"。他的言语又转向他对于跟父母分享内心的反感。父母希望他敞开心扉，和他们有更多私人的接触，但是他内在的某种东西关闭了。他的叙述停了下来，他发现自己受抑制了。他说，"我不想给予他们想要的东西。正因为他们想要它，所以我才不愿意"。我说："这是报复？"他说，不，**不是报复，你弄错了**。

但在下一次会谈中，他说，也许他是在报复，而他没有意识到这一点。可以肯定的是，我的解释可能不是对的，但是产出了成果。"所以说，我很生气，我在报复，但我为什么一开始就这么生气？"他的言语中透露着愤怒，但是那个原因在哪里呢？他要求摆脱这种"心理的东西"，摆脱内心的坏情绪，找到"正常的状态"。他不想要这种想打架的感觉，这再次表明这样一个事实，即他有一种强烈的欲望，这种欲望不仅是想跟别人打架，而且是特别想和自己的欲望抗争。

这里我们注意到，**强迫症经常把情感（比如愤怒）置换或转化为怀疑**。当伊顿在治疗中倾诉的时候，他的重心转向了情感和情绪。而在他刚开始治疗时，这些情感已经被置换到他的怀疑症状当中。他说："我觉得我有一个问题，我无法将感情给予我父亲。他没有什么毛病，他也一直关爱我。我找不出生命中有哪一个时刻父母是不关心我的。但是某种东西已经产生了影响。我们之间有了屏障。我利用了我外公外婆和奶奶，我害怕回到家里。"我强调了他的这句话，他说，找不出生命中有哪一个时刻父母是不关心我的。如果他把"不"字去掉呢？他回复说："也许搬去外公外婆家破坏了我们的关系？也许整件事情都是一种破坏？"

在理解这一个案时，读者可能会觉得奇怪，有人居然都意识不到那些连旁人都显而易见的东西。然而，对于伊顿而言，他那长期采用的、已经凝固的、富有逻辑的叙述（即"牺牲"

是出于爱），已经存在了很长一段时间。讨论搬去外公外婆家可能有的消极和积极影响，这也是有启示性的。在讨论中，他始终假定在谈话开始之前，他的一部分历史一直是不容怀疑的。虽然他会探索他的力比多关系和家庭过去之间的联系，但是他童年生活中所发生事情的整体结构（比如他在3岁时，用他的话来说，像"礼物"一样被送去外公外婆家），很有可能已经被破坏。尽管他把所发生的事情合理化，认为那是微不足道的，是正常的，是为了更美好的生活而做出的巨大牺牲。**似乎这就是他的防御，不是去怀疑这样做是否正确，也不是去怀疑父母对他的爱和他对父母的爱，而是去怀疑他周围的一切。**[1]

　　某种东西受到了质疑，于是它开始被重写。在刚开始治疗时，伊顿煞费苦心地告诉我，他并不怀疑父母是否爱他，也不怀疑他是否爱父母。他大声地说："你怎么能怀疑你是否爱父母呢？"相反，他说，他怀疑他对女朋友的爱和其他大部分事情，尤其是他那些性的欲望以及困扰，他对这些感到非常内

1　从这个角度来看，伊顿作为"给外公外婆的礼物"，被"送给"外公外婆，这个事件因此也可能被视为一个毒圣杯。

疚。通过言说，有一点逐渐明了，即他那围绕着性的内疚、让他很受折磨的力比多关系以及他对女友的怀疑，在某种程度上，都与他的父母情结有关，这些是他父母情结的替代品。他开始质疑他的父母是否爱他，质疑他过去是否感到被爱和关心。在一系列的辩证逆转中，伊顿开始质疑他是否对父母怀有真正的爱。这使他的怀疑达到高潮，他开始问自己，"**我爱不爱这些人呢？**"这种"我爱，还是不爱"的动力学来到他的眼前。他继续说道，"我知道我爱我父母。**如果我不爱他们，那我爱什么？**"对他来说，这是一个要认真考虑的深刻问题。就像他问的那样，"真的有可能（不）爱你的父母吗？"他给自己留出了一个空间，在这个空间里，他再也不必用力回答这个疑问，对于这个疑问他已经追问了很久，不是在口头上询问，而是用他的实存去追问。

缺失的碎片：转移和原因

当然，还有许多线索没有被编织到这份个案研究里，但是还有一个遗留的问题要处理，即伊顿如何将我安置在转移之中。

有一次，当伊顿注意到他在梦中主动与父亲抗争时（尽管不是在现实生活中），他跟我说，我就是"那个原因"。他说，正是因为那天早些时候在会谈过程中，我们谈到他想和父亲进行"奇怪的接触"，所以他那天晚上做了一个特别的梦。伊顿之前曾说过，他"无法想象（自己）踢打（父亲）"，但随后他做了一个"有趣的梦"。我问，怎么个有趣法。他说，我们的对话促使他去"消除仇恨"，并在梦里和父亲打了起来。从这个意义上说，他暂时把我作为他产生欲望的原因，如此便给他的欲望提供了一个空间，让他的欲望不那么受抑制，先在梦中，然后在言语中，上升到意指的层面。

在谈到前面的会谈内容之后（那次会谈中伊顿一直说，"活着就是为了回报他人"），其他涉及转移的方式也浮现出来了。

他说，他想过他"应该给我付更多（钱）"。他担心我从他那里得到的不够多。他说，他从我们的工作中获益良多，他非常感激，但同时也担心我们的工作在某种程度上伤害到我。确实，在一次会谈中，伊顿带来了一个白日梦，梦中的主角是"一个很漂亮但看起来很累的女孩"。伊顿帮助女孩讲述她的故事，因为这个举动，她变了一个人。伊顿说，"她变得不一样了，因为有人帮助她。我爱她，而一年之后她就会离开"（请注意，我们只有一年的时间可以在一起工作），但伊顿并没有触碰那个女孩。伊顿说，在白日梦中，他也努力去修通生活中"性如何让事情变得不愉快"这个问题，而白日梦"混杂着通过对话来助人和性的感觉"。"她很漂亮，但我怕会毁掉漂亮的东西"。通过这些话语，我听到伊顿如何以多重的乐谱方式将我安置在转移中：首先把我当作需要被拯救的女人（把我卷入他的"拯救主题"中），其次把我当作被他的欲望所伤害或玷污的纯洁女人，最后把我当作因帮助他人而受伤的人。这些在转移层面的投射，反映出那些在他的梦与幻想中不断重复的主题。我没有解释转移，而是允许它待在它的位置，因为我没有觉得它干扰到了我的工作。事实上，对于心理治疗而言，它是很有用的东西。

　　这是个案中聚焦在力比多关系、父性的功能以及强迫怀疑上的某些片段。我呈现的上述内容并不是作为一个完整的个案，而是作为关于经典强迫症状与结构的一个现代例子。伊顿显然需要更多的时间阐述他的记忆，而不只是分配给他的这段时间——我在诊所的时间已经结束了。他已经用完了分配给他的时间，我们的工作就中断了。在某种程度上，固定疗程可能是阉割和限制。但这一个案也说明了固定疗程的治疗如何打开欲望的空间。伊顿想进一步探索他对父母（尤其是父亲）的愤怒，并探究这种愤怒如何与关于性欲望的冲突联系起来，以及那无处不在的、令他很受困扰的怀疑——这种怀疑毒害了他的人际关系，尤其是他的性关系，在某种程度上甚至影响了他的一生。伊顿开始想知道，是否有一件他想不起来的事发生过，比如童年时被压抑的创伤事件。他有一种幻想，如果他能想起这件事，那么所有的一切就会烟消云散，并解放他的怀疑和欲望，然后他就可以毫无疑虑地选择他唯一的真爱，并获得幸福。

　　对伊顿和我来说，一个问题仍然存在，即我们最终在多大程度上触及这些材料。正如拉康在《精神分析中的言语和语言的功能和领域》一文中中所讨论的那样，有一堵语言之墙，阻碍我们充分翻译来访者的经历。意义会碰到墙壁，会遇到限制。不再用头撞向这个墙就意味着这个过程的结束。然而，从实在界转向符号界是有困难的，而我们作为临床工作者并没有触及实在的特权。我和伊顿都在墙的同一边。考虑到这一点，把实在界完全排入符号界在多大程度上是有可能的？这种症状在多大程度上可以从结构决定的角度加以解释（在本书的最后一章中有更完整的论述）？因为我们从理论上知道，随着语言的出现，重写会发生。例如，俄狄浦斯期覆盖了前俄狄浦斯期。弗洛伊德在《释梦》（*The Interpretation of Dreams*）中将这比作重写本，一件事写在另一件上，只留下了一些痕迹。[1]对拉康而言，这些都是实在界的痕迹，可以作为故事中的洞出现。我们在工作中所做的，无论是短程的还是长程的，都是在倾听这个洞。我认为，即使是在短程工作中，我们也能听到这

1　如拉康所述，"癔症的象形文字、恐惧症的纹章、强迫神经症的迷宫；无能的符咒、抑制的谜语、焦虑的神谕；文字符号的盾徽、自我惩罚的印章、倒错的伪装：这些是我们的诠释所解答的神秘元素，是我们的祷告所消除的模棱两可，是我们的辩证法所赦免的诡计。解放被囚禁的含义的方式，包括从对重写本的揭露，到对神秘的解答，再到对言语的宽恕。"

个体系的不完善之处，并找到芬克所说的"整体中的洞"。我们的解释可以尝试触及这个已经丧失的东西。

然而，为了进一步解开这个症状结，将实在界排出，伊顿需要更多地谈论发生在他年纪更小的时候的事情，更多地谈论他的性史，甚至可能是决定他出生的事件。如果继续我们的工作应该会好得多。但是当时的情况是，不仅分配给他的疗程结束了，我在诊所的工作也结束了，我还要离开这个州。但我们有限的合作激发了伊顿继续分析的欲望，他计划去看市区里的一位精神分析家。

尽管还留下很多没有被言说的内容，但是最后，我毫不怀疑伊顿在我们的工作中获得了某种享受。他乐于为我将他的信息塑造成型，向我分享他的症状。正如米勒所说，伊顿"很高兴，因为他的不愉快在某种程度上被形式化了（formalised）"，被符号化了。因此，尽管在墙的另一边留下了被言说的内容，但即便是固定疗程的工作，似乎也能打开那团欲望的乱麻，帮助来访者走向更高程度的整合。而以前，那团乱麻大多都被视为异物，因此一开始的那些抱怨变得更富有意义，因为它们被整合到了一个人的生活故事中。

第五章　家庭成为束缚的纽带：服务员、缺失及丧失

　　莉莉的生活一成不变。她30多岁，没有和任何人恋爱，没有工作，和父母住在一起。她偶尔会在家庭的餐馆里当服务员，既帮家里干活，又帮家里挣钱。她很讨厌做这些事情，尤其是因为她从小到大在生活中就一直这样做。事实上，莉莉不屑于做服务员，这是一个不知怎么说的恰当头衔，因为莉莉正在玩一种等待的游戏，她在过着自己的生活，似乎又一直在等待另一种生活奇迹般地出现。与此同时，莉莉一直在痛苦地抱怨说她"对生活的渴望"已经过早地被拽入她"父亲的生意"——餐馆，而如今是她开启自己生活的时候了。

　　莉莉这个个案阐明了我们如何在21世纪发现同样的存在主义困境，以及强大的家庭力量与纽带的束缚，这就像19世纪弗洛伊德的患者所面临的困境一样，只是处在不同的时代与文化背景之下。莉莉对家庭非常忠诚，她就像胶水一样把一切粘在一起，但是正如我们所见，她很有可能永远也逃不出家庭结构的旋涡，这个旋涡一直在拉着她，把她往回往下拉。

莉莉呈现出来的问题是她想要"离开"，让自己和"过度纠缠"的家庭分离，并搬出父母的家。她形容父母的家"混乱不堪"且"没有营养"（对于一个从事餐饮行业的家庭来说，这真是讽刺）。但是她发现自己走不了。她问我的第一个问题是，**"我什么时候才能享受？"**她感觉似乎自己一生都在等待享受，她说，"那一刻永远不会到来"。她在会谈中大喊，"我永远都得不到我所需要的！"[1]从一开始乃至整个工作过程中，莉莉都会说，她想要"让一切就位"。这就是她自己声明的治疗目标：让一切错位的或缺失的东西就位。

莉莉描述了她生命中非常短暂的一段时光，持续了大约3个

1　在一次早期的会谈中，我对这一哭喊回应道："不过，你现在需要的东西可能会改变。"当然，这句评论指向了一个所欲望的治疗结果，而且可能动作太快了。关于另一种可能性和框架的想法，即莉莉现在确实可能无法实现她的欲望，但她的欲望可能会改变，甚至她可能会有另一种不同的欲望，这是一个隐性的目标。在本书的最后一章，我将回到这个议题以及一个更为普遍的议题，即我们能期盼通过分析或治疗来获得什么。

月。那时她有了自己的公寓、工作、钱财、衣服和男友。那是一段非常短暂的时光，那时候"一切都就位"，那些我们认为具有阳具属性的事物让当时的莉莉变得更加完整；她拥有了她认为我们的文化所珍视并视为阳具典型标志的、大他者所欲望的事物。这是代表阳具的一个能指，欲望的能指，而在这一个案中，这是社会，作为非常大的大他者，鼓动我们去欲望的。但是任何一丝她拥有阳具的感觉都很快从她手中溜走了。她说，她"失去了一切"。她失去了工作，接着失去了公寓，然后失去了那个男人。阳具属性的丧失对她来说是一种创伤，这个创伤进一步阻碍了她独立生活，阻碍她**再次**为爱和工作而奋斗。她反复诉说她曾经如何努力又失去。她强调，所有这些都是会失去的，而关于失去对象的想法和体验对她来说都很有威胁。

莉莉跟我说，"现在什么都没有就位"。这句话是她在第二次跟我会谈时说的，包含了她对内在冲突（真理的内核）的表达。因为在"现在什么都没有就位"这句话中，我们听到的是，如果什么都没有就位，那么什么都不会失去。**莉莉无意识地安排了她的处境，这样她就没有什么可失去的了。**此外，这句话的内在含义是，那个应该有某种东西的地方，却什么也没有。莉莉的沮丧，实际上正是由于她的实存被这种丧失和丧失感紧紧地包裹着。

"又破又脏"

除了突出她深深的沮丧情绪，莉莉还抱怨她的背部和腿部痛得很难受。她说，活了30年之后，能证明她工作与存在的只有这"残破腰背和受伤的膝盖"。她反复描述自己的生活和身体是"残破的"。莉莉身体上的疼痛部分原因是她太胖，她也想要治疗肥胖这个症状。这一症状也是一个（她说）让男人，至少是她父亲以外的男人，不敢接近的因素。她把自己"残破的身体"与父亲"阻止她离开"［kept（her）back］这一事实联系起来。[1]当被问及父亲是如何"阻止她离开"时，她说，父亲让她工作得太辛苦了，而且除了"违背承诺"，什么也没有

1　我们还会听到"阻止（她）离开"［kept（her）back］这个短语隐含多重含义，比如"我挺你，我罩着你"（got your back）。因为当莉莉痛苦地抱怨父亲时，她就像一个"被包养的情妇"；当她没有工作或谋生手段时，父亲确实为她提供了住处、食物等。如此一来，父亲也"阻止了（她）离开"。

给予她。

莉莉的父亲还讲着一口"蹩脚的英语"（作为一个移民，英语是他的第二语言），这让人很难听懂他讲的话，也让莉莉尴尬了一辈子。父亲"蹩脚"的讲话让莉莉更难融入学校和同龄人。因此，我们从莉莉的父亲和他的言语中找到了几座通向莉莉身体和感受的词桥，而那座桥已经"断裂"了。从整体上看，我们会越来越清楚地看到，我们或许可以略微延伸到"断裂之处"。

莉莉说，她感觉自己"像个老太太"，她也这样描述过自己的母亲：曾经年轻有活力，但后来被工作束缚住了。莉莉口头所描述的母亲形象，是一个因工作（根本上是因父亲）而跪下来的女人。莉莉所描绘自身形象是个"疲惫的仆人"，这是莉莉用来描述她母亲的另一个形象和短语。因此，莉莉通过自己的症状和言语，从而认同于母亲，将自己放置于母亲的位置上，并且是以癔症习惯的方式来这样做的，认同便在她的能指和躯体症状中得以表达。

莉莉说，她在30多岁这个年纪，没有结婚，膝盖受伤了，腰背也不好，没有工作，也没有自己的家。就像一块"脏抹布"，一个破旧的、贬值的物品，用来清理别人的脏乱。当被要求多说一点时，莉莉说她经常觉得自己很脏，尤其在她还是个小女孩的时候，并由此联想到这部分原因在于母亲没有把莉莉的衣服、头发和身体洗干净。莉莉经常穿着邋遢的衣服来参与治疗，有一次她说她"穿成这样"（穿着"脏兮兮的破衣服"）是因为她"讨厌自己"。这是给社会、给我，这个大他者，传递的一条信息，这意指（signified）着她的自我形象，一个她从大他者那里拿来的能指。她明确表达说，尽管她也想要自己干净、整洁、穿着得体，如果她有工作或恋爱邀约而需要注意着装时，也会穿得干净得体，但是这种"肮乱"的着装形式正表明她没有这些邀约——这些着装是用来表示她的缺失的标志。她以穿脏乱破旧衣服作为她存在地位的符号（或者拉康所说的"假象"）；这是一种假装，她自己也被欺骗了，事实上，她从中得到了享受，即便在某种程度上，她知道这是假装。一般来说，我们可以用假象作为某种特点来表示我们主体中的缺失。而我们可以看到，莉莉心甘情愿地，甚至愉快地，从她那破旧衣服（作为表示缺失的假象）中得到一种无意识的享受，那是一种更难以承认的缺失。

尽管莉莉指出母亲在清洁、家务方面（比如洗衣服、给孩子打扮）很失败，但是她还是一再强调，"在这一切背后"，父亲才是罪魁祸首。那么，让我们来更仔细地审视她父亲的角色。

父亲的角色，作为"唯一的男人"

莉莉在发泄对父亲的满腔怨愤。父亲"让（她）变成了这样，变成这块肮脏的抹布"。她抱怨说，父亲让她"像妓女那样"工作，并以同样的思考与言语脉络补充说道，她在生活中从未得到过足够的恋爱或性的亲密。她反复抱怨父亲让她年复一年地工作，不许她出去玩——这个失意的年轻女子，嫁给了家庭，从家庭的堡垒中羡慕地看着外面的世界。

莉莉忠于家庭，努力工作，觉得自己理应得到的应该要比之前所得的更多。在我们第一次会谈时，她说，"他没有满足我的需求"，这句话指出了她的失望以及她想要父亲这样做的欲望。她对父亲的爱是显而易见的，但尖刻和仇恨也是如此地明显。莉莉对父亲有一种强烈的爱恨分裂，挣扎着表现为对父亲的仇恨。[1]莉莉对父亲压抑的爱常常会以对他的暴怒，尤其是怨恨的情绪爆发出来。就好像她自己被冤枉而心怀怨恨，就好像她对过去某种模糊感知到的不公正怀有长期的怨念。法国人有一个很合适的词语，"返还请求权"（意为追还对某物的权利），可以用来描述癔症感到自己受制于不公平的剥夺的那种感觉。因此，癔症要求恢复她认为理应属于她的东西。

从"一无是处"到奥普拉来回摆荡

当莉莉说父亲让她感觉自己"一无是处"时，她强调了自己内在的缺失感。尤其是作为一个女人，她感觉自己一无是处，而这一点由于她家庭的印度传统而显得尤为明显。男人掌握着权力，而女性则没有权力。然而，莉莉的内心在感觉自己一无是处和表达夸大观念、日常幻想之间来回摆荡。她夸大和幻想自己应该成为像奥普拉·温弗瑞那样的明星。莉莉说，问

1　请注意，在强迫症的欲望中，就像之前的伊顿个案一样，强迫症试图通过这样或那样的方式来缝合强烈的爱/欲分裂，而癔症，如这里所示，通常会产生爱或恨的分裂，然后利用分裂来破坏他者。

题在于她的家庭"阻碍了她"。在这里，在想象的领域，我们可以看到一个几乎静态的形象，一个想要成名的女孩被禁锢在家里，穿着脏乱的衣服，就像一个灰姑娘。莉莉抱怨家人不支持她要当演员的理想抱负。他们认识到她有当明星的潜力，但未能给予她"走出去，去做这件事"所需的鼓励。

有时候，莉莉事实上将自己描述成"想要变成"的样子——"想要变成"是她的措辞，也是流行文化中的词语，这个词语呼应了拉康的"想要成为"这一概念，也呼应了拉康的关于事物错位的隐喻。莉莉的符号秩序中显然缺失了某个事物，某个事物的缺失意味着只有有其位的东西才会错位。拉康将主体描述为分裂的和缺失的；在这种分裂的核心中，我们发现了实存的缺失，因此发现了"想要成为"，乃至"想要实存"。[1]莉莉渴望成为某种样子，正是在这种渴望中，莉莉的欲望强调了她实存的缺失，即她无法成为某种样子。因此，我们可以看到，这种"想要成为"如何指向缺失与欲望的延伸，就像它同样指向她父母的缺失。

1　参见Schneiderman。

　　意识到自己的立场和地位只是"想要变成"，这让莉莉怒不可遏。雪上加霜的是，她说父亲是"第一个知道（她）**下面什么都没有**（*nothing underneath*）的人"。她说父亲看得到她知道的事情，即她"没有权杖"（she had "no rod"）——她的原话是"我没有权杖。"我给这些短语断句，并就"下面什么都没有"和"没有权杖"来询问她。她回答说，她缺乏内在的力量，她的"意思"是她"没有支柱"（she had "no backbone"）。例如，这就是她没有离开家的原因。她说，如果她有一根权杖、一个支柱，那么她就不在这个位置了（在她这里的言语中，她的无意识显而易见，所有人都听得出来）。

　　如果我们遵循拉康的观点，我们可以将神经症概念化为预设和延伸的关于实存的不同疑问。正如第一章所讨论的，我们必须通过参照那掌握着我们所有欲望的秘密的大他者，来回答这些关于我们实存的疑问。孩子将自己的注意力转向大他者的欲望，是因为孩子在努力寻求自己疑问的答案。正如索莱尔所说，通过大他者的欲望，即在大他者的缺失中，定位自己的实存。换言之，"孩子正是借助大他者的欲望，来试图回答自己的疑问并定位自己的实存"。那么孩子可能会带大他者去欲望什么呢？在拉康的模式中，在"大他者欲望什么"这层意义上，大他者的欲望的最突出符号是阳具。拉康认为阳具是"大他者欲望的能指"。孩子可能会表现出渴望成为阳具的欲望，或表达"想要成为阳具"。[1]但要使孩子成为这个阳具，大他者就必须有缺失。这种逻辑在癔症中尤为突出。莉莉占据了（用来填补大他者的缺失的）对象的位置。但是，为了将自己维持在这个对象位置上，她必须不惜一切代价来维持大他者的缺失。[2]最后，在维持这些位置的同时，莉莉也确保父母听到了她的抱怨；实际上，她的症状便是这一抱怨，尽管是以沉默的或不明确的抗议形式出现的。

莉莉抱怨因没有"男人"而迷失，然而，她也因更广泛

1　拉康说，"神经症通常最想成为的是阳具"。在《治疗的方向及其力量的原则》一文中，拉康说道，"对神经症而言，接受和给予（阳具）同样都是不可能的，无论他知不知道大他者拥有阳具，因为在这两种情况下，神经症欲望的都是"成为阳具"。无论是男性还是女性，人都必须在发现自己不是阳具的基础上，才能接受自己拥有和没拥有阳具的事实"。

2　虽然莉莉将一定的享乐交给了父母，但同时，她拒绝让父母享受自己所放弃的东西。正如拉康所观察到的，神经症者不想做的并且直到分析结束都极力拒绝做的事情，是让自己受阉割来服务于大他者，从而牺牲自己的阉割来让大他者享乐。

的缺失而痛苦，这是她对待他者的一般策略的一部分。在这一点上，她认同于母亲。母亲和女儿都缺失某个应该在其位的东西——有了一个"洞"。在他们的家庭动力学中，莉莉的父亲占据着主人和国王的阳具位置。然而，莉莉却不断地指出这个位置的滑落，尽可能地指出父亲位置上的过错和失败。她把父亲称为"奥兹国巫师"，一个在你真正看到内幕或揭开其面纱之前都觉得他拥有无上权力的人。在某些方面，莉莉不得不支持和维持这个"男巫"的阳具位置，还要非常认真地对待这个阳具位置，但在其他方面，她明确表达了他们之间的区分。尽管莉莉不停地抱怨父亲以及向父亲抱怨，但她从来没有真正对父亲大发雷霆。即便她成了父亲最严厉的批评者，但她还是让父亲保持阳具的位置。一直以来，莉莉都指出是她和她母亲在共谋，而不是她自己。因此，莉莉给父亲的权力越多，她留给自己的就越少，直到她身上几乎没有阳具属性。她就穿着脏兮兮的破衣服出现了。我们可以很清楚地看到癔症的策略，即揭露他者的（在这一个案中是父亲的）受阉割，同时又维持他的主人位置，"一个她可以统治的主人"，正如拉康在《第十七个研讨班》中描述的那样。

哥哥、阳具以及家庭的旋涡

　　家庭动力学中有一部分与莉莉的哥哥有关。莉莉说他有点可怜，不像她那么有天赋。莉莉说，和自己不同的是，哥哥并没有像她那样因深深体会到缺失而被阻碍，她补充道，父亲更看重哥哥。哥哥在很多方面都得到了鼓励，而她却没有。哥哥去上了大学。莉莉的梦想是去外面上学，确切地说，是去航空学校。但她说，父亲不会接受这个梦想，所以她没有去。我问她："你父亲不让你去吗？"她回答说："我甚至都不用问。"通过这些以及更多的方式，莉莉维持了哥哥以及自己的位置。

　　有一个场景特别符合弗洛伊德在《癔症研究》中的个案：留下来的女孩，嫁给了家庭，不断地支持家庭，这是莉莉尽职尽责去扮演的角色——**即便她的神经症就是她对自己命运的抗议**。然后莉莉看着哥哥离开家庭，过上更自由的生活。在谈到家庭角色时，莉莉经常指出性别差异和阉割，尽管她并没有用这样的术语来命名。她绕着这一点转圈，在这个过程中将自己弄得晕头转向。莉莉宣称："我一次又一次地失去，什么也弥补不了""除了失去，我什么都不知道""我的生活就是彻头彻尾的失去"。在治疗前后，她对自己的进展感到十分沮丧。对于生活和治疗，她说，"我只是在兜圈子"。

对于莉莉来说，要想摆脱她旋转的车轮所维持的陈规，我的干预就变得更迫切更重要了，**我要命名这一缺失，引入缺少的链接**（即她无法说出的能指），如此有望能带来一些转变和进展。为了使符号化的过程能继续，我们需要给那个被排除在符号链之外的词语命名，那个在莉莉需要时对她而言却不存在的词语。当我们在工作中到达适当的阶段，我在错过了很多机会之后开始给"下面什么都没有"这个短语断句，这个短语在每次会谈中都会出现。然而，这还不够！所以在一次会谈中，当莉莉再次气愤地说"我本应该能去航空学校的"这句话时，我回复说："如果你有阴茎的话。"她看着我，停顿了一下（我担心，我已经用某种可能被她当作弗洛伊德式的胡言乱语将她异化了），但随后非常严肃地说："就是这样。**我们把这一点说清楚：如果我有阴茎，我就不会在这该死的躺椅上**

了。"于是，缺失就得以命名了。[1]

在下一次会谈中，莉莉说："我觉得我们有进展了。我们偶然发现了某种东西。"具有讽刺意味的是，我们发现的是一个巨大的丧失。

你的钱或是你的爱

这种满足感的剧烈丧失是何时以及如何发生的呢？在填补记忆的缺口时，莉莉描述了她的童年。她说，在4岁之前，她一直是个快乐的孩子。那时父母还没有开始他们自己的家庭生意，如莉莉所说，那时孩子们还没有因餐馆而被放到"次要位置"。在家庭生意开始之前，莉莉感觉自己有一个家，有母亲，有父亲。他们一起共进家庭晚餐，"一切都很正常。""后来父母开了这家餐馆，它成了最重要的东西"，它占据了整个家庭生活。在年幼的莉莉眼中，最有价值的是生意

---

1 从理论上说，我接受拉康所说的，这是"一个让患者理解阳具作为能指服务于（她的）欲望这一功能的机会"。

给家庭带来的钱。莉莉说，这份生意从她那里"抢走""偷走"了某种东西，这句话以钱财方面的词语，很好地表达了上文提到的不公平的被剥夺感，或者说"返还请求权"。她"因此失去了（她的）母亲和父亲"，失去了童年，失去了作为孩子时对自己的积极看法。最终，她失去了自己的价值，失去了爱。然而，莉莉在家庭中承担的关键位置和中心角色也显示出她无法将自己从家庭中分离出来，即便她抱怨自己被忽视，她也在努力使这一切成为可能的安排。

自从"家庭从一个家变成了一份生意"，她就感觉自己更像一个仆人，而不是一个被爱的孩子，莉莉就拼命地想找回那种已经失去的、比金钱更有价值的感觉。她"努力去弥补这个损失"。莉莉抱怨说，父亲把家里挣来的钱都投入了生意，这样他的妻子和孩子都享受不了。她说，他们"拼命工作"，但没有要求金钱补偿，也根本没有得到适当的补偿。他们不买新衣服，而是穿着"脏兮兮的破衣服"到处走。他们凌乱的着装代表着没有阳具。我们在这里看到了能指链（停止）运动。

随着年龄的增长，莉莉开始认同于父亲对金钱的欲望。有时候，莉莉表示，"钱就是我的信仰"，最重要的东西就是钱。虽然她似乎没有按照她的欲望去行动，但她明确地说，她欲望的和她感觉到父亲所欲望的是同一个对象：金钱。如此，她认同了父亲。莉莉也说："钱就是我的丈夫。"她描述了她的表姐妹如何从受父亲的安全保护转变到受丈夫的安全照顾。莉莉缺少丈夫，她觉得自己做不到这一点。她被一种未得到满足的欲望困住了，还继续维持这种未得到满足的欲望。

她对自己没有钱很生气，说是父亲"欠"了她。父亲"让她一辈子都在工作"。确实，也许如果她得到了报酬，在她自己看来，她至少还有点价值。她从能干最简单的工作开始就在餐馆工作了。在开始我们的治疗工作时，莉莉就表示她已经"给别人服务"将近30年了。因此，在她很小的时候，她就成了老板的仆人，而这个老板就是她的父亲。

奴性的幻想与"契约奴仆"

莉莉的梦和白日梦中都有一个"老板"的形象，这个形象一开始并没有被有意识地与父亲联系在一起。莉莉说她做过亲吻"老板"的白日梦。这个关于老板的情节是具有挑逗性的。在讲述一个白日梦时，她描述了一个老板"骑着/批评她"
（riding her）[1]。我请她就这个短语多说一些。莉莉说她的意思
是"骑在（她的）背上/批评她、给她施压"［getting on（her）
back］。"骑在你背上吗？"（Getting on your back？）我追
问这个歧义之处。"你知道，这是批评的意思"，她回答。当
我再次给这些短语断句时，她联想到这些词语潜在的性的本
质，然后又联想到能连接她父亲的词桥。莉莉说父亲总是"在
工作上骑着/批评她"（getting on her back at work），训斥她。
显然，承担这个为父亲（老板）服务的位置是整个事情的核
心，这是一种爱与恨的复杂混合体。在深入之前，请允许我先
讨论莉莉出生的先决条件，因为这些条件在幻想的结构中起着
作用。我们知道，对一个人来说，那些最重要的能指甚至在她
出生前就已经可以流通了。莉莉说父母的结合是包办婚姻。母
亲通过绿卡为父亲提供进入美国的机会。在结婚这个事情上，

---

1 Riding her这个短语有多重含义：一是性交的行为或事例，二是不断地批
评。Be on your back这个短语意思是通过批评和施压让人很恼火。Get on your
back这句俚语，对女性说，是表示要和她发生性关系；对男性说，是表示要
把他摁在地上敲打、警告他。——译者注

莉莉的母亲为自己的家庭和父亲的家庭都提供了服务。原本的计划是，这位母亲很快可以和丈夫离婚，然后她就能够为爱情而再婚，而丈夫也可以同样地找一个更合适的或更符合其欲望的女人结婚。然而，这个计划失败了，他们依然在一起，然后孩子们出生了。承诺被打破了（颇具讽刺意味的是，被打破的承诺是离婚去寻找真爱），父母双方都没有真正对彼此感到满意。莉莉听到的故事就是这样。

因此，莉莉将父亲的欲望解释为想要他所缺失的，即一个"好的妻子"，一个会成为他的契约奴仆的妻子（虽然莉莉是说漏嘴的，但是很明显，她说的是一个"契约奴仆"）。这样一位妻子，比如，会熟练地用传统的方式为她的丈夫、其他朋友和亲戚倒茶。这个"奴仆一样的妻子"为莉莉关于父亲想要、需要、欲望以及缺失什么这些疑问提供了一个答案。拉康探讨了主体如何总是被"你到底想要怎样？"这样一个疑问所捕获的，还讨论了那些我们在世界中、在于他人关系中实存的方式（包括基本幻想，这一点我们将在下文讨论，这也将告诉我们更多的日常幻想），其中有多少种方式是在复杂地、无意识地回答这一疑问。

　　莉莉感觉她的母亲根本不是父亲所欲望的。莉莉也不是父亲所欲望的，但她从小就通过成为仆人般的好妻子（她感觉那是父亲所缺失的，她也会由此取代母亲），努力去填补她所解释的父亲的欲望。就这样，她便站在了这个立场，并将自己定位成一个或许能够填补大他者自身缺失的人。

　　但与此同时，莉莉形容父亲在许多方面都很无能，描述他"干等时机到来"，而时机永远不会到来，莉莉由此也强调了父亲自身的缺失。因此，他没有实现自己的承诺（尤其是对莉莉的承诺）。她把父亲的无反应，那些没有兑现承诺的时刻，称为"小死亡"。[1]父亲确实没有为她兑现承诺。请注意，一个等待着永不会到来的时机的人，这样的一个形象也描述了莉莉和她的处境，并作为她对父亲进一步的认同。

　　莉莉玩了一场关于她父亲的、多层次复杂的游戏。一方面，她将自己视为唯一能够满足父亲想要一个好妻子的欲望的人。另一方面，她并没有尽她所能去满足这个欲望。相反，她

1　在法语中，小死亡（la petite mort）的意思是性高潮后的那一刻。当然，对莉莉来说，高潮之后的那一刻，即便有过，也是很少出现。我们将探讨等待、缺失、承诺以及性之间的联系。

抱怨父亲的缺失，并且说**她根本不想去工作**，不想在餐馆工作，不想在家里工作，也不想去外面工作（除非她能成为脱口秀演员）。父亲已经强迫她做了太多的工作，她现在的身体残破又疲累。

父亲的缺失让莉莉得以定位自己，同时也让莉莉很受困扰。这是癔症策略的一部分，癔症以这样一种方式来操控，即让自己处于大他者欲望的中心，然后又从为填补这个欲望缺口而提供的满足中溜走，因为若是填补了这个欲望缺口，则会使大他者的欲望消失。那癔症又何去何从呢？拉康指出，神经症的幻想本身会在大他者的欲望之中被捕获；拉康说，"在癔症个案中……欲望只有在满足缺失的情况下，才能在幻想中维持，癔症通过作为欲望的对象溜走从而带来欲望"。这就是莉莉与父亲及他人关联的方式，最终也包括我，这一点我们接下来便会看到。那么莉莉的母亲是如何嵌入这幅图景的，作为幻想的妻子吗？

我会顶替你的位置：母亲

在我们的工作中，莉莉慢慢地编织了这样一个故事，她需要待在家里照顾父亲，以便成为他所没有的那种妻子。她的妈妈怎么了？莉莉回忆说，在她8岁的时候，母亲既在餐馆工作，又在家里干活，身体不太好了。莉莉看到母亲疲惫不堪，筋疲力尽，病倒了。她记得，大约8岁的时候，有一天她把母亲送回卧室。她对她母亲说："你回房间去休息。我会顶替你的位置"，然后她心想，"我会做得比你更好的"。一方面，我们可以看到，将疲惫不堪的母亲送回床上休息，并顶替母亲的职责，这是一种善心，另一方面，我们也可以看出莉莉想要代替母亲的（无意识的）愿望。正如我们将看到的，莉莉因取代母亲的位置而付出了沉重的代价。

莉莉是否将母亲的欲望解释为，想要莉莉顶替她的位置从而减轻她作为妻子的责任？莉莉是否嗅到了一种缺失？我认为是的。莉莉估计，母亲的身体无法胜任这项工作了。回想一下莉莉对包办婚姻的叙述。母亲本应该与丈夫离婚，然后"出于爱"而不是"出于安排"嫁给另一个男人。所以莉莉的母亲也有缺失。因此，莉莉认为自己潜在地填补母亲自身的缺失。

考虑到这一点，我们可以假设，莉莉在母亲身上感知到了一个女人受到的阉割，这促使莉莉无意识地疏远母亲而转向父亲。或许可以这样理解：莉莉起初尝试成为母亲的阳具，并把母亲当作自己爱的对象，但当莉莉意识到自己没有阳具，而必须去别处寻找时，这一尝试失败了。于是莉莉疏远母亲而转向父亲，她努力想要从父亲那里得到阳具。

如此一来，莉莉的幻想可被视为一种防御，用来掩饰大他者自身的缺失，换句话说，用来掩饰大他者受到的阉割。[1]大他者自身的缺失会带来某种异乎寻常的威胁。孩子把这种缺失看

1　在本章的后面部分以及本书的最后一章中，我将从理论上更明确地阐述基本幻想，以多种方式来将其概念化。其中一种方式是作为与自我相关的防御策略。拉康在他的第一个研讨班中说道，要想理解人类的关系，我们必须考虑到"人类自我，也就是防御、否认、阻止、抑制以及基本幻想的集合，这个集合给主体进行定向和引导"。幻想，作为一种自我防御，尤其用来抵御阉割的威胁。然而，拉康告诫我们，不要仅仅从自我或想象功能的角度来看待幻想，不要过于陷入想象的领域，而是要承认幻想的符号维度。因此，我希望这一个案可以提供了一个例子，说明在主体的生活中两者都是什么样子。

作一种不足，一种撼动他的实存的不足，因此孩子会顽强地试图对抗这种面对大他者自身的缺失而产生的焦虑，从而逃离并抵御这种缺失。拉康理论化地表述为：主体将其关于实存及实存的理由的疑问，投向大他者，而大他者永远无法充分回答，也就是说，缺乏一个明确的答案，这个事实即便不是彻头彻尾的恐怖，也是十分令人沮丧的。因此，拉康告诉我们说，"拒绝受阉割，首要的是拒绝大他者受阉割"。

通过在幻想中占据自己的位置，莉莉可以说是达到一石二鸟的效果。莉莉既找出了父母的缺失，又通过不断抱怨父母的缺失而拒绝他们。最终，她拒绝让这些缺失空着，她不肯放过这些缺失。

但这也不全是坏事。在这种情况下，莉莉体验了一种症状性的享乐，在放弃自己的欲望并将它交给父亲时得到的一种痛苦的快乐。如果你现在做出牺牲，以后会得到回报。这让莉莉非常恼火，她说自己一直在等待回报，但从来没有得到回报。她争辩说，与父母的生活不同，她自己的生活不是牺牲。然而，我们可以把"不"字从这个句子中去掉。莉莉的享乐被缠绕在她对欲望的放弃中，此时我们看到了她是如何欲望着欲望的，以便支持她成为她所解释的父亲的欲望。

莉莉便是以这样的方式，再次展现得像母亲那样了。她们两人似乎都对牺牲和痛苦展现出强烈的依附。确实，莉莉表明，虽然她以前从自己的抱怨中获得了极大满足，但是当她开始和我一起治疗时，她居然厌倦了自己的痛苦呻吟。她说，这是不可接受的。如果没有别的什么坏处，她多希望我们的工作让她回到自己能获得某些次级满足的状态。

莉莉渲染了这一面。她说她必须留下来，如果她离开，母亲会死掉。我请她多说几句。莉莉叙述说，当她还是个小女孩的时候，她就想象，如果她"逃离"了自己的家，母亲就会死掉——她确实病倒过。莉莉回忆说，她生活在一种强烈的恐惧中，这种恐惧使她动弹不得。"如果我离开，我妈妈就会死"，这个念头在她脑海中萦绕。据莉莉说，确切的原因是可能会心脏病发作。

我提到，在这个恐惧中，或许我们也会听出一个愿望。如果莉莉的母亲死了，那么莉莉便更容易接替她的位置。在很多方面，莉莉的母亲都是一个令人窒息且需要情感支持的人。例如，莉莉小的时候，母亲会开车送孩子们上学，但母亲没有按时让孩子们下车进学校，而是把分离的时间推迟，带孩子们出去吃早餐。乍一看，这听起来有趣又好玩，但是莉莉说，这实际上对她没有任何益处，反而成为一种阻碍。莉莉因为母亲想要得到陪伴而错过了上学时间，那是莉莉的父亲没有给到的陪伴。我们可以从莉莉的母亲身上察觉到强烈的分离焦虑。

莉莉将自己不愿离开家庭归因于害怕或希望母亲死去。另一种理解这一点的方式，是莉莉因怀有想要母亲死去的愿望而无意识地惩罚自己。换句话说，**由于怀有这个愿望，莉莉无意识地通过绝不离开家庭的方式来惩罚自己。她会留下来做一位奴仆般的妻子，作为一种对自己的无意识的惩罚。**[1]

但为什么要从这个死亡愿望开始呢？也许是因为莉莉的母亲占据了父亲的特殊对象这个位置，只要母亲占据了，莉莉就无法完全占据这个位置。如此一来，母亲就阻碍了莉莉的实

1　"如果我离开，母亲就会死"，我们或许会把这个想法当作一种强迫观念，并将它视为不一样的癔症结构里的一种强迫特质。这个留下来的"决定"，可以理解为对蔑视的反应形成，而这种蔑视在想要母亲死亡这一欲望中得以表达。通过惩罚自己来惩罚他人也可以视为一种强迫机制，在这种机制中，仇恨是针对她所认同的对象来表达的。但同样，这种潜在的强迫策略也被明显不一样的癔症结构所采用。

存，这是由幻想赋予意义的实存。对莉莉而言，这是一场生死搏斗。一个人得死，另一个人才能活。这个想要取代母亲位置的愿望，加剧了莉莉的许多症状，包括她自己身体的衰败（"像老太太的身体一样"）[1]以及她欲望的退化和减弱。莉莉说，她"里里外外都在衰败"。这个衰败发生在多重层面上。岁月在流逝，而她却一直待在家里，她说自己"对生活的渴望"就在自己眼前消失了。

幻想的作用

此处有助于在理论方面把莉莉的欲望结构与症状形成和基本幻想更具体地联系起来。首先，对于拉康的基本幻想这个概念，我们应该讨论得比上文更清楚了。基本幻想中是什么在起着

1　此处，我们可以察觉到能指穿透身体带来的"腐坏效果"。米勒说道，"能指穿透身体。当我们谈到能指的腐坏效果时，我们注意到弗洛伊德自己突出了人类身体逐渐被腐坏的事实，以至于享乐需要在众所周知的性感带中寻求庇护。这个腐坏是如此地彻底，以致拉康认为身体是原始大他者的所在地，即能指及其腐坏效果是第一次被铭刻于这个所在地"。

基础性作用？基本幻想相比于日常的睡梦及白日梦（我们通常把这些日常现象称为幻想），相比于我们脑海中划过的或好或坏的想法、画面及片段思绪，又有什么不同呢？拉康提出，除了日常的幻想，还有一种基本幻想可以在分析中建构。拉康通过第五个研讨班，为神经症所遇到的基本幻想提供了一个公式。拉康为神经症的幻想所提供的数学型（matheme）是（$\$\lozenge\ a$），由划杠的S，菱形和a组成。这个数学型可以解读为：$\$$，是分裂的主体，被语言，尤其是被无意识分裂的主体；$\lozenge$，菱形，代表"关联于"；a，代表引起欲望的对象。[1]因此，幻想涉及分裂的主体与欲望的基本关系，尤其涉及主体与引起欲望的对象的关系。后来，拉康还为癔症和强迫症的幻想提供了不同的公式，也为倒错和精神病提供了具体的幻想公式。[2]是不是每

1　关于这个公式，也可以参见拉康1966年11月16日的研讨班，以"幻想的逻辑"为题目的课程。

2　倒错的幻想公式是a $\lozenge$/S。有这样一个问题：基本幻想的概念是否适用于精神病的诊断？我们能将这种幻想运用到与精神患者的分析工作中吗？在这本书中，我将自己限制于谈论与神经症有关的临床工作，但这个疑问是一个值得更多关注的有趣问题。有些人认为，在精神病中，妄想系统或拉康所说的妄想隐喻，代替了基本幻想的位置。

个人都有一个可以清楚地说出来的幻想呢？也许不是，但是阐明潜在的无意识工作解释原则的可能性（也就是使神经症的内隐幻想得以明确表达），是拉康派分析实践的一个组成部分。

拉康将基本幻想放在他的欲望图解（graph of desire）中，作为回答"你到底想要怎样？大他者到底想要怎样"的一种方式。确切地说，大他者到底想要主体怎样？正如芬克所说，神经症想要为"她到底想要怎样"这个疑问寻找一个答案。在试图回答这个疑问时，主体的欲望变成了"有条件的"。拉康说，我们可以用"幻想"这个词"缩写神经症涉及欲望时的位置"，这意味着基本幻想主导了主体的欲望以及主体与大他者欲望的关系。这一系列幻想，表现为白日梦、闯入性的念头、自慰幻想等等，都与基本幻想有关，甚至可以说，都可以简化为基本幻想。这一系列幻想也指示了通往基本幻想的道路，基本幻想好比是我们将体验注入其中的一个模子，或者是塑造个人对现实看法的一种范式。[1]我们透过基本幻想看待这个世界，去表达对这个世界里的对象的欲望，就像我们透过现有的范式去看待现象一样。

1　参见Dunand。

虽然模子帮助我们塑造了无形物质的形状，范式帮助我们理解可能不知所措的混乱，但是它们也会限制我们的体验。一个人经常体验不到或看不见在给定范式之外的事物（Kuhn，1962）。本着库恩范式转换的精神，**横越或穿越幻想便是分析的目的，即超越症状、解除抑制；它会带来不同的视角；它为产生不同观点提供可能性，它最终会打开许多可能已被关闭的其他可能性。**

　　拉康认为，无论是在欲望方面还是在症状形成方面，基本幻想都是多重决定确定和过度确定的。癔症幻想的具体公式可以写成：$a \Diamond (A)$，对象a联系于被划杠的或者有缺失的大他者（Autre）。在定位莉莉涉及幻想的位置时，我将运用这个数学型。[1]根据我们在工作中能够拼凑和构建出的内容，我们可以清楚地说明，莉莉的幻想似乎是想成为那个服务于有缺失的父亲的对象。因为这个工作还不是很完整，所以我们只能认为这个

1　在《第八个研讨班：转移》中，拉康讨论了一个更复杂的公式，一个他在此之后似乎用不怎么使用的公式。这个更复杂的公式是：

$$\frac{a}{(-\varphi)} \Diamond A$$

我们可以把这个公式读作，对象小a除以小写的负φ，联系于（或欲望着）大他者（大写字母A）。在本章中，我将解释更简单的版本（$a \Diamond A$）。

构建还在初始阶段。父亲就是被划杠的大他者（A）——分裂
的、有缺失的大他者。莉莉迎合了父亲自身的缺失。她把自己
定位为那个失去了的对象——能够潜在地填补父亲自身空洞的
仆人。[1]

　　莉莉占据了那个比母亲更能潜在地完善她父亲的对象位
置。[2]芬克说得很好："在癔症的幻想中……分离被克服了，
因为主体将自身构建为大他者缺失的对象，而不是（像强迫症
那样）联系于主体自身已经'失去的'情欲对象"。莉莉占据
了那个"大他者缺失的对象"的位置。她扮演了母亲的角色，
她端上了茶（以及做了更多服务）。这个角色在癔症中并不少
见，部分原因是母亲的角色通常意味着能满足大他者的欲望。
在《第八个研讨班》中，拉康说道："扮演溺爱的父母角色，
包括擦屁股，所带出的满足感，首要是他者的满足感。"在法
语中，动词pouponner（照料）的意思是扮演母亲的角色。英国

1　我们可以把幻想理解为雅克·阿兰·米勒所定义的，幻想是"主体与丧失
的对象之间关系"的一种模式。

2　当她把自己放在对象a的位置时，她可以忽略作为分裂的主体的自己，她
也可以忽略阉割，在不去获取成就的情况下，尝试避免阉割焦虑。

人有句谚语"I'll be mother"，意思是我来倒茶，从而照顾另一
个人。这个角色在多个层面上与癔症的位置都非常契合，因为
癔症的欲望往往深深地被大他者的欲望所捕获。

　　莉莉的欲望结构是这样的，她想成为那个可以填补缺失又
不让缺失得到满足的必要实存。问题在于她自己无法停止这样
做，而她却有一部分的自己渴望"继续往前走"、往外走。但是
莉莉的欲望被固着了。我们看到了欲望的僵化，这导致了她正
在经历一场享乐危机。莉莉一再恳求："我什么时候才能够享
受？！"为了做到能够享受，她需要从大他者的欲望中分离出
来，并转换她根据对父亲欲望的解释而形成的（无意识的）主体
位置。虽然这是一个令她痛苦的位置，但放弃这个位置对莉莉来
说却是无法忍受的。毕竟，这个位置给了她一种**实存感**。

　　我们可以进一步把这种情况看作是，莉莉已经用她的欲望
去交换代表大他者自身的缺失的符号（阳具的符号）。[1]但无
论如何，并不是一切都失去了。因为欲望在被"交换"的同时

1　拉康讨论到，癔症的目标是"以想象的形式成为这个符号的皮条客"，而
她"总是用自己的欲望去交换这个符号"。

也得到了支撑。我们可以看到，莉莉的欲望是如何被这个幻想所捕获并往下拉，与此同时，这种幻想又是如何"支撑欲望"的。[1]莉莉占据的位置既扼杀了欲望，但又点燃了自己的欲望。为何如此呢？

虽然莉莉认为她的生活缺少了恋爱的部分，但是在她的幻想位置中有一个情欲的层面，在无意识地为她服务。莉莉意识到父亲希望拥有一个仆人般的妻子，而莉莉作为父母的仆人这一身份表达出某种带有情欲的成分，这满足了莉莉的欲望。这还提供了一种一无是处的、"没有权杖"的实存感。这些都是强大的诱惑，这些诱惑也确实"阻碍了（她）"。当莉莉再一次沉溺于这个位置时，她体验到了痛苦和快乐，她也知道，在某个层面上，她可以做得更好。

在我们共同的工作中，我通过对莉莉言语中显示这一动力学的方面进行断句，试图强调莉莉是如何努力成为父亲更好的"妻子"，同时又保持父亲的缺失。我这样做是希望通过对

1　在《第十一个研讨班》中，拉康说："主体将自身定位为由幻想所决定。幻想是对欲望的支撑；而对象并不是对欲望的支撑。主体将自身维持为联系于更复杂的能指集合的欲望"。

这一模式进行认识和阐述，可能会让莉莉看到并最终体验到另外的位置和实存方式，即与他人联系的、可能给她带来更多满足感、让她走出陈规的实存方式。我试图对我所听到的内容进行断句，即莉莉把自己封闭起来，父亲在她生活中占据了相当大的空间。例如，莉莉哭着说，她想在生活中拥有一个男人，**拥有一份父亲之外的爱**，但她说自己"没有空间去容纳一个男人"。她说，"她生活中唯一的男性"就是她父亲。我回应着她的话说："你父亲是你生活中唯一的男性？"她说，她害怕成为一个"老处女"，而且她最害怕的事情可能已经发生了（我们可以说，她无意识的愿望已经实现了）。她的欲望已被深深地捕获在父亲的欲望之中，或者从理论层面上说，被捕获于她无意识地对大他者采取的策略中。

我们可以把幻想当作主体联系于他者或大他者时在符号性位置方面定位自己的方式。我们可以通过语言，在理论层面进行分析性治疗，来获得这些符号性位置。我们通过倾听来访者的词语、故事和能指，来绘制她话语的符号性坐标，以便于理解她的幻想。幻想常常能够以句子的形式呈现，例如弗洛伊德的经典例子"一个孩子正在挨打"，这说明符号界在起作用。

在1967年6月14日的研讨班上，拉康说道："幻想是……像语言一样的结构。因为，当一切都被说了、做了，幻想就是一个有语法结构的句子。"通过这种方式，幻想有助于为主体提供一个主体性的位置，让莉莉能够从这个位置去欲望。

　　治疗的一个主要目标是解开莉莉的欲望，将她从她所幻想的与大他者的欲望关系中分离出来，移动或改变她前进道路上的障碍，剥离或至少转换她将自己作为（她所解释的）父亲欲望的对象这样一个立场。为什么这一点很重要？因为莉莉深受她的关系折磨：这种幻想为她提供的实存感终究是不充分、不满足的。她可以做得更好。[1]但要做得更好，也绝非易事。

　　我们已经来到了这样一个节点，即提出关于表述幻想的疑问。幻想并不是公开呈现的，而是必须在治疗过程中表述或建构的。幻想，就像记忆一样，是通过分析工作来填充以及建构

1　因为正如芬克提醒我们的那样，"由幻想提供的实存感是'虚假的实存'"。也正如拉康在20世纪60年代中期所说的那样，"因此这表明还有更多的东西"。

的。[1]确实，当幻想得到彻底充实时，它很可能已经以某种方式发生了变化。也就是说，在与幻想工作时，幻想被改变了，这当然是关键所在。症状也是如此。一旦被完全说出，症状很可能不再以同样的方式影响来访者，症状得以改变了。这就是分析家的角色以及临床工作的命运：来访者总是比临床工作者领先一步。

但是对于幻想，拉康提醒我们，其中也存在着超越解释与建构的实在界的元素。一方面，莉莉的幻想似乎很明显是要成为父亲奴仆般的妻子。她说了很多，但仍然有这样一个有趣的疑问存在：如果有什么被幻想所掩盖，那么这个幻想掩盖了什么呢？弗洛伊德在《一个孩子正在挨打》这篇论文中，向我们

1　拉康声称："当一切都说了并且落到实处的时候，与其说这是一个回忆的问题，不如说是一个重写历史的问题"。在治疗领域，关于情感的重现是否比符号性的重建更重要，这一点存在很多争论。拉康学派有时会被批评为过于理智，没有"触及感受"，或没有在情感的层面上工作。在《第一个研讨班》中，拉康说道："在我们已经习惯称之为情感的这层意义上，压力总是更多地在于重建，而不是重现。关于精确的重现——即主体想起某个真正属于他的东西，就像真正经历过一样，他与它交流，他采用它——我们在弗洛伊德的著作中得到很明确的指示，即重现不是必需的。必需的是重建，弗洛伊德一直运用重建这个术语，直到生命的最后。"

展示了幻想的各个层次和阶段，就像梦一样，显梦可以掩盖隐藏的材料，可能会发生置换和凝缩。我们的工作还没有这么深入。我们开始理解幻想，也开始认识到幻想还有在微光闪烁的可能性。莉莉和我都看到了她自己是如何在这个场景中扮演某个角色的，看到了她是如何参与共谋的。更重要的是，她已经将自己视为主动的一方。在理想情况下，她可能会选择以不一样的位置来定位自己，因为这是一项艰巨又危险的任务。这是一件了不起的事，这是在直面幻想。

拉康为分析的目标和终点提供了一个公式，他称之为"穿越基本幻想"，这涉及对基本幻想的修通和超越。为了跨越幻想，莉莉需要面对一些事情。拉康告诉我们，她需要面对的是分析家谜一般的欲望。如果成功的话，莉莉就会接受或拥有她的欲望。在这样做的时候，莉莉需要将她欲望的原因主体化，但这涉及承担起责任。拉康说道：

> 主体化意味着主体要承担起责任，不仅是在口头上，还要在意识层面，在某种"更深的"层面上为他的命运、过去的行为、决定以及事故承担责任。主体

诞生于这样一个情境，即他的生活是由外部的或非个人力量所决定的：大他者的欲望，他父母想要把他带到这个世界的欲望。

这就将我们引向了莉莉如此定位自己的另一个原因——她一定还获得了什么好处。显然，**对莉莉来说，失败很重要**。按照她对自己的定义，她正在一次又一次地经历失败，如果她失败了，她可以继续责怪父母。**在责备父母的时候，她可以说这不是她的错，然后放弃责任。**

莉莉正在过的生活是由多种力量决定的，尤其是她出生在这样一个家庭剧本中。虽然她能很雄辩地谈论这个困境，但是她只是慢慢地开始认识到自己在剧中的角色。莉莉需要用语言表达并承认，她在编排欲望的路径（甚至欲望的障碍）时所扮演的角色。她毕竟已经30多岁了（她说过很多次），她要遵守这些大他者的规则多久？她需要以自己的实存来提出这个疑问。

拉康指出，在分析中，"他正是被引导，甚至被输送到（主体拥有自己的欲望）这条道路上"。因此，分析结束的另一个表述是拥有自己的欲望。我们走到让莉莉拥有自己的欲望这一步了吗？我希望如此。我们走在正确的道路上，但不幸的是，在修通这个幻想的过程中，我们还是让其他事情出现了，即使在面对我希望她继续分析的欲望时，她也结束了我们的合作。发生了什么事？

终止：治疗中断

莉莉把外部世界带进了治疗室，她开始强烈地感觉到，自己不仅在生活中，而且在治疗中，也在不停地转动自己的车轮。她询问，我们是否可以尝试另一种工作取向。她听说有些治疗师会给他们的来访者布置家庭作业。我问道："比如呢？"她回答说："找到一份工作，或者至少去找工作。"如果我每周布置一定量的作业，她会向我汇报完成情况，这是作为她脱离家庭走向独立的务实的一步。她说，这会让她一步一步地解放自己。我答应协助她寻找工作；她会在报纸和网上寻找招聘广告，并在我们下次会谈时汇报进展。虽然从表面来看，莉莉似乎很高兴我让她以这种方式来工作，虽然这好像是一个无辜的举动，但是回过头来看，我认为，这种从分析工作转向更行为化模式的做法，也许是我们的工作过早结束的原因。

不幸的是，以这种方式和莉莉相处，**我是在要求的层面，而不是在欲望的层面回应。拉康告诫我们不要这样做。**为了保持欲望，我应该将要求"用括号括起来"。我放弃了拉康所说的分析家的欲望，欲望是分析的"动力"，它必须是一个纯粹的、谜一般的、想要分析者言说的欲望，而不是一个具体特定的欲望。例如，想要她找一份工作、搬出父母家，即便我们能看到，在这一个案中，来访者去找一份工作显然很有好处，特别是找一份有意义的工作。我并不反对更为兼收并蓄的工作取向，时不时地在工作中加入某种行为技术也会起到良好的效果。在其他个案中，这也给来访者带来了好处。但是这一次，我认为这是失败的。我想，我让莉莉失望了。

莉莉拿着报纸来参加我们的下一次会谈。她已经读过报纸，用红笔圈出了潜在的工作岗位，但还没有任何行动。她说，我需要叫她去做得更多，要推动去她做得更多（她认为如果父母多鼓励她，她就能成为脱口秀演员，我听到了这一点）。莉莉在转移中把我定位为有机会将她推出巢穴的父母

（但在她的幻想中，也将我定位为被划杠的大他者，这一点会在下文讨论）。两次会谈之后，莉莉叫停了我们的工作。她说她不想继续了。我意识到，我在某个层面上让她失望了。我邀请她谈谈这件事，谈谈她想离开的原因。但是她已经下定了决心。她说了些敷衍的话：我已经帮到她了，她已经了解自己以及自己的困境等等，她也准备好向前走了，"就从这里开始"。不知怎么的，我不太相信，应该是出了一些差错。我能看出我是如何误导治疗的。

如果莉莉将我的欲望纯粹而简单地解读为要她去找一份工作（相反，分析家的欲望是谜一般的，因此在治疗中点燃了想要说更多的欲望），那么她就可以通过拒绝获取那份工作来保持我的欲望。这就重现了以前家里发生的事情，但是这比以前家里发生的事情更为复杂。除了我自己在治疗中的失误，类似的失误肯定还有很多，还有什么原因让莉莉中断治疗呢？

我还认为，在某种程度上，莉莉之所以中断治疗，是因为她正在面对自己的主体位置，正朝着给幻想进行可能的重新配置的方向前进。她说要为自己创造一种生活，和她的家庭分开。而我认为，在某个层面上，这样一个想法真的让她自己感

觉很讨厌。虽然她说"想要"这种生活，但是如果她搬出去，找到一份工作、一个伴侣（而不是父亲），那么她就再也不能责怪父母毁了她的生活。如上文所述，尽管她遭受了这种关系结构的折磨，但是这个关系结构也为她的存在提供了一个理由，而在某个非常深的层面上，她也是知道这个关系结构的。

尽管莉莉说一切都已在改变了，但是她为父亲而占据的位置牵涉甚大。虽然她不断地说她"需要改变"，但到了紧要关头，她还是选择保持相对不变。要是放弃自己的位置，即放弃成为那个应该完善父亲的对象，那个更好的妻子，那么由此积聚的焦虑就太多了。莉莉把自己定位为父亲的一个阳具性的对象（phallic object）。我的干预可能已被当作阉割。莉莉需要放弃阳具性的位置，即放弃她的这一假象，才能接受一个新的位置或迎来一个新的幻想。拉康探讨过神经症如何"**构想大他者要求（她受阉割）**"。我的建议可能并不是这样，但可能已经被当作阉割了。面对着受阉割的可能性，莉莉选择结束我们的工作，这可能也是在表达这样的讯息："什么都不用改变"和"不要让我干活"。因为她感觉自己一生都在为大他者干活，还因此"身体残破"，尽管可能是因为我鼓励她继续治疗。我跟她说我们正在取得进展、我们的工作会给她带来帮助，但是她跟我说，她不想继续治疗了。我确实认为，应该去鼓励来访者继续治疗，并尝试运用我的欲望来维持我们的工作，但是我的尝试失败了。

为什么这么困难呢？因为莉莉从她所幻想的位置得到了某种东西。首先，莉莉在幻想中的自我定位给她最重要的疑问提供了一个答案，告诉了她在家庭结构和整个世界中应嵌入的位置，这是一件很有力量的事情。拉康讨论过主体如何"与关于他本质的疑问进行抗衡"，以及幻想如何反过来为这个疑问提供某种形式的回答。她在无意识层面的回答是，她是父亲的仆人。按照拉康所定义的基本幻想，这就是"运作于能指结构中的图像"。莉莉把这一点做到淋漓尽致，同时她又大喊，说她有一个多么令人失望、多么缺失的父亲。**确实，莉莉在她的生活中强调了父亲自身的这种缺失，如此她便可以为自己维持并确保一个位置。**

可以肯定的是，无论来访者（以及治疗师）是否意识到这一点，进行分析或治疗工作总是既富有吸引力又让人害怕的。我相信，如果我一直停留在欲望和幻想的层面，尤其是在言语层面，而不是跟随她的要求去采用一种更加注重具体目标的行为治疗方式，那么莉莉或许不会离开。不管莉莉为何中断了我们的工作，我们认为莉莉的治疗肯定是不完整的。这很常见。许多情况下，当分析家或治疗师认为还有工作要做时，来访者就结束治疗了。然而，有时这是一个更为灰色的地带。有时出于实用的原因，持续的治疗可能出现一种回报递减的情况。这就引出了一个有趣的问题：到底有没有一个完整的分析或完整的治疗过程？当然，不同的流派取向，甚至不同的精神分析取向都有着各不相同的答案。弗洛伊德和拉康的答案就有些不同。确实，拉康在他工作的不同阶段，为构成分析的适当或完全结束提供了不同的表述。在下面的章节中，我将讨论这些相关问题。

第六章

多少有点粗糙的终结：治疗终结的方式多样化

　　我希望前面那些个案研究（尽管都有其特殊性）能揭示出这一点：19世纪是弗洛伊德带我们走上精神分析之路的时代，虽然我们的文化氛围与19世纪的欧洲大不相同，但是当我们像他当年那样，仔细聆听那些因正遭受痛苦而接受谈话疗法的人的话语时，我们也同样发现了他的患者当年所面临的那种存在主义困境。我们听到了一些深层次的问题，比如，如何去爱、去工作，如何解决不可避免的丧失、缺失以及最终死亡的问题。

　　此外，我们见证了癔症和强迫神经症这两种经典的、存在主义与诊断的结构如何依旧非常活跃（即便并不总是如此），并与我们当前的临床工作相关。本书中的5个个案，为弗洛伊德及拉康所观察并理论化的精神结构提供了当代的版本、形式和

表达，并阐明了关于这两种精神结构的工作知识如何指导我们
理解与治疗来访者的方法。虽然我们必须要始终当心，不要将
人们归到诊断类别中，也不要让心理学理论阻碍我们真正充分
地倾听，但与此同时，我们必须**合乎伦理地**运用理论框架来给
我们在他人所遭受痛苦的混乱中领航，这些诊断表述提供了卓
有成效的治疗方向，允许并鼓励我们从自己的人格、自我、信
念和价值观之外的某个方面来倾听与解释。

　　鉴于这些存在主义现象与结构的存在，临床工作者最好
借助弗洛伊德和拉康为我们提供的工具。我们仍然可以自信地
运用自由联想的激进力量和其他分析技术，为那些在面对这些
困境时发现自己被卡住、无法向前发展去过上更满足的生活的
人，缓解痛苦并打开新的可能性。拉康注意到，关注无意识的
构形，关注诸如过失行为、梦、记忆混乱、笑话、词桥等现
象，这些都已不再流行了。在呈现这些个案时，我的目的是提
醒读者，让我们把关注带回到这些材料上，这是谈话疗法变革
方面的核心。

　　确实，本书的主要目的是：展示通过言语触及无意识如何
帮助改变人们的生活，改变他们跟自己、跟他人的关系，改变

他们对周围世界的影响以及周围世界对他们的影响，以具体例子来展示这些在实践中会是什么样子。

当然，每个人，每个个案，都是独一无二的。诚然每个人的治疗过程都有其独特性，然而分析或治疗的目标与终点必定都有一些相似之处。弗洛伊德和拉康提供的这些工具是要达成什么目标？这些目标和分析的终点的概念，对于弗洛伊德和拉康而言，都是一样的吗？甚至真的有分析的"终点"这种事吗？充分地回答这些相关问题本身就足以构成一本书（我计划在未来的项目中撰写这样一本书），但在这里，我将简要讨论这些问题，并概述弗洛伊德和拉康对分析的目标和终点所给出的不同表述，本书里呈现的个案如何关联到这些问题，以及最后，对"幸福"的审视会不会代入此类方程式中。

分析的终点：弗洛伊德和拉康

分析和治疗的结束有各种原因，正如我们在本书呈现的个案中所看到的那样。有些原因完全是现实的[1]，其他原因则并非如此。这促使我们提出一个重要的问题，即便这很难回答：分析或者治疗结束的真正"终点"是由什么构成的？甚至有没有所谓"完整的"分析或治疗？什么是合适的目标？人们在这些问题上几乎没有共识，不同的精神分析学派给出了不同的回答。即使将我们的讨论局限于拉康学派的视角，我们也不会得出一个简易的答案。

之所以会出现这种困境，是因为弗洛伊德和拉康，与别人

1　由于外部的困难，比如我或来访者（或两者）工作和居住地的变化，其中有些个案过早地结束了，这远非理想的情况。如今，随着通信系统、手机与计算机通讯技术的普及，这种情况已经不太常见了。治疗师和分析师可以在不同的地方，甚至在不同的时区，继续进行治疗工作，这使得工作更加有连续性。而在这些个案进行时，此类技术的可用性和使用率都比较低。

对他们著作的讽刺不同，他们认真地对待这样一种观点，即分析（或者就我们的讨论来说，称为治疗）对于每个人来说，必定都是一场独特的冒险。一个分析家或治疗师，不管他的训练过程和专业知识如何，都不应该带着关于应该如何开展与结束的预先概念进入一个具体的治疗过程。相反，弗洛伊德和拉康为治疗方向和有价值的目标规则提供指导原则。让我们从弗洛伊德开始，然后了解拉康是如何既遵循弗洛伊德的理论又分化出自己的理论的，接着理解前面这些个案研究落在可能的治疗终结范围的哪个位置。

弗洛伊德的悲观主义

在《可终止与不可终止的分析》一文中，弗洛伊德问道："是否存在分析的自然终结这一说法？是否有任何可能使分析达到这样的终结？"他的回答不是那么绝对的、充满热情的"是"。相反，他说，这将迫使我们"决定'分析的结束'这个模棱两可的短语意味着什么"，而且他说，当"分析家和患者不再为分析会谈而见面"时，分析就已经结束了。换而言之，结束就是最后一次分析会谈的发生。拉康呼应了弗洛伊德的幽默，他将精神分析定义为"我们期望从精神分析家那里得到的治疗"。

撇开幽默不谈，弗洛伊德评论道，在这样的情况下，一个分析可能会被视为完整的分析，

> 首先，患者将不再因症状遭受痛苦，并已克服焦虑和抑制；其次，分析家应该判断，有足够多被压抑的材料已然意识化，有足够多无法理解的材料已经得到解释，有足够多的内部阻抗已被克服，因此不必担心相关病理过程复发。如果我们因外部困难的阻碍而无法达到这一目标，那么与其说这是未完成的分析，不如说是不完整的分析。

> 分析"终结"的另一个含义更有雄心抱负。在此意义上，我们要问的是，是否分析家已经给患者带来了足够深远的影响，以至于即使继续分析也无法期待患者有进一步的改变。

在这里，弗洛伊德提出两种并列的终结。第一种需要精神病理学的解决，减轻症状和抑制。第二种特别关系到这样一个问题，即当把分析推到极致时，分析能达成什么？这不仅涉及消除病理，还关系到实质性地改变一个人与他人生活在世上的方式，即这个人在未来真正转变其主体位置。弗洛伊德将这些长远的效果和这种富有雄心抱负的终结（达到即使继续分析也无法期待有进一步改变的地步）描述为"真正的成就"，并提醒我们这不是一项容易达成的任务。

说实话，弗洛伊德并没有告诉我们这些变化是什么（为此，我们将转向拉康）。相反，弗洛伊德提供了一种类似消极的描述（缓解症状等），但当涉及积极的定义时，弗洛伊德却异乎寻常地沉默。一个完整的分析被定义为没有更多的材料可以分析，这样的定义并没有告诉我们太多东西。无论如何，弗洛伊德说第一种终结比第二种更常见。他说，每个分析家都会有"几个"第一种终结的例子，我们很可能会发现一种"分析效果的变异性"；也就是说，通常情况下，"实现了转变，但往往只是部分转变：旧的心理机制仍有一部分未被分析工作所触及"。[1]结果往往不是完美的，就如同生活本身，但在这个过程中，在一定范围之内发生了许许多多有益的变化。

因此，正如弗洛伊德所描述的，当人们认为分析已经走得足够远，收益递减定律开始发挥作用时，有一些分析以双方相互协商一致的方式终结；这是一个务实的决定。还有一些分析是由于"外部困难"而告终——一方或另一方因为工作、关系或其他生活使命，所以不得不离开。大多数情况下，由于这些现实原因（如我们在蒙娜个案中所见到的）而必须终止治疗的是来访者，但有时治疗师也会由于生活环境的原因而必须终止治疗（如丽莎以及伊顿个案）。再有第三种情况，则是一种"富有雄心抱负的"或"理想化的"终结，即不可能有进一步的改变。

此外，还有一些内部障碍与之对抗，将所有被压抑的材料回忆起来并进行修通，这将是一个非常大的挑战，因为这些材

1　也许令人惊讶的是，弗洛伊德自己将"完整"的精神分析描述为"持续数月，甚至数年"。即使在当今，就"长程的"治疗工作而言，我们认为几个月或几年是相当正常的。弗洛伊德的许多著名个案确实只是持续几个月，这种持续时间现在可能会被视为一份简短的治疗工作。

料太多了，以及"那曾经获得生命的东西顽强地坚持着它的存在"。关于"精神分析疗法的功效"的限制，弗洛伊德也关注到修通阉割情结的所具有的挑战。根据弗洛伊德的观点，阉割情结的修通差不多完全取决于环境和患者的性。弗洛伊德说，

> 我们常常有这样的印象：带着（女性中）想要获得阴茎的愿望以及男性中对被动性的抗议，我们已经穿透了所有的心理地层，到达了基岩，然后，我们的活动因此处于一个终点。这可能是真的，因为，对心理领域而言，生物领域实际上扮演了下伏基岩的角色……我们只能用这样一件确定的事情来安慰自己，即我们已经给这个接受分析的人一切可能的鼓励来让他重新审视并改变对阉割的态度。

因此，即使给予每一个来访者机会来谈论"各个方面的"所有事情，从而改变他的视角，但是对弗洛伊德来说，这仍然残留一个实现完全转变的障碍："阉割的基岩"，我们可以把它看作是，男性和女性本质上拒绝接受他们生命中包括性与存

在维度上的缺失。

因为完全接受缺失是实现完整结局的最重要、最普遍的障碍，阻抗可能以各种方式露出苗头。在谈到某个男性患者时，弗洛伊德说，"他的症状之谜几乎完全解开了……现在他的症状的残余还留着……我希望这种症状残余不会妨碍实际的成功"。这个"残余"具有多重含义。一是压抑过程本身非常顽固的本质。如果压抑起作用，我们就不会有我们所见到的病理状态，但在弗洛伊德所说的"被压抑之物的返回"与阻碍将材料转化为言语的无数障碍之间，有一场持续不断的斗争。

除了残留的、未说出来的受压抑材料，弗洛伊德说，"在患者康复的每一个阶段，我们都必须与他的惰性作斗争，因为惰性让他准备满足于一个不完整的解决方案"。一个人的自我也是问题的一部分（尽管对一些人来说，包括弗洛伊德和那些由安娜·弗洛伊德领导的自我心理学家，自我是解决问题的一部分）。从理论上讲，自我是本我和超我之间的一种妥协，自我常常满足于甚至是维持现状，不管这种现状有多么令人不舒服。毕竟，对于我们所知道的东西，我们即使不快乐，至少也会感到舒适，我们会紧紧抓住它，以获得从无意识中汲取的满足感。我们的症状是享乐的秘密来源，即便我们有抱怨，因此，正如弗洛伊德所说，我们发现"对康复阻抗……自我将康复本身视为一种新的危险"，而我们不断地与强大的自我防御力量对抗，使被压抑之物陷于绝境。

对"完整"分析的阻碍绝不仅仅存在于患者这一边。分析家或治疗师自身的反转移议题也会成为障碍。正如弗洛伊德所说，"分析家的个性……（是）影响分析治疗进展前景并给治疗增添困难的其中一个因素"。弗洛伊德当然建议分析家进行个人分析，以帮助克服分析家的阻抗。尽管以下的建议很少有人注意到，即弗洛伊德说，"每一个分析家都应该定期（每隔5年左右）让自己再次接受分析，不要为采取这一步而感到羞耻"。对分析家来说，分析确实是无尽的。[1]因此，对于弗洛伊德来说，除了能导致分析过早结束的外部因素外，还有相当重要的内部阻碍：阉割的基岩、有待揭露的更多层面的压抑材

1　我惊讶地发现，在美国的心理学博士和硕士项目中，一个人自身接受咨询、治疗或分析不是成为治疗师或咨询师的必要条件。

料、自我防御以及反转移。[1]

拉康对合乎与不合乎伦理的终结的独特看法

关于弗洛伊德对分析终结的主张，拉康赞同了大部分，但并非完全赞同，拉康与弗洛伊德的这个观点存在分歧：精神分析的终结主要是由于实际原因，例如，分析达到收益递减的地步。拉康认为分析确实是可终结的，这是他非凡的构想，纵观他全部的作品，关于可能存在的终结，他提出了许多明确的表述。

的确，有许多分析目标是拉康所并不提倡的，甚至是要避免的。拉康强调，来访者的自我防御和自我本身阻碍了分析；他将"自我"视为一种与症状同等水平的妥协方案。自我是我

1　虽然与弗洛伊德的这段话无关，但我们可能会从更积极的角度来看待弗洛伊德所无法完全触及的这种残余。这种残余可能被解释为这样一个事实，即便一段分析在正式地或技术性地结束之后，分析工作仍在继续，而且这种"残余"有望继续对我们的生活产生积极影响。还有另一种这样的可能性，即当我们的症状与我们自己对抗时，我们遭受痛苦，也许此时不是完全摒弃自己的症状，而是找到一种比以前更满足的、痛苦更少的方式来处理症状的问题，这与拉康后期的立场有关，下文将对此进行讨论。

们的公开形象，而对拉康来说，自我是痛苦的原因，而不是盟
友。拉康的《镜像阶段》这篇论文中表明：我们直接的身体经
验如何被对他人的想象性认同所取代。通过他人的眼睛，我们
开始看到自己，然后体验自己，就像在镜子里看自己一样。确
实，这是对自我的创造。拉康早期关于分析目标的理论便涉及
修通这些如此令人异化的认同。镜像阶段是我们异化的开始，
拉康告诫说，对于这种与我们自身经验的疏离，分析需要进行
仔细审视并逆转，而不是继续加重。在这些个案中，我们看到
了识别并明确表达出来访者的想象性认同在他们生活中无意识
地扮演的角色是多么有用。

　　认同于分析家，具体来说是分析者的自我认同于分析家的
自我，即拉康称之为"自我-自我"的分析，这被认为是一种
有害的结论。拉康是通过他对自我心理学的批判来提出这个论
点的。[1]虽然有些分析家和治疗师鼓励来访者根据他们所展示
的"适当"行为与认知来进行模仿，但是拉康认为，这是遵从

1　拉康对自我心理学的批判贯穿于他的著作中，但主要见于他第一次和第二
次出版的《研讨班》。

大他者的欲望与要求这样一种弊病的重复，是应该要积极预防的。[1]通过认同和服从，我们都太容易把我们的自主权交给大他者。治疗需要朝相反的方向发展，这就是为何分析家或治疗师需要保留他们自己的反转移。因为拉康，像弗洛伊德一样，也把阻抗定位在分析家这边，拉康强调说，"除了分析家自己外，再也没有什么别的分析阻抗了"。拉康恳请分析家维持作为分析家的"纯粹"欲望，这种纯粹的欲望被称为分析家的欲望，拉康还恳请分析家对他的反转移（拉康将反转移定义为"分析家的偏见、激情、困难以及甚至不充分信息的总和"）不断保持觉察，使反转移不干扰分析过程，并在分析家自己的分析和督导中去修通。

有些精神分析学派鼓励使用反转移，作为进入来访者心理的视角，作为一种心理机制来搜集关于来访者的重要信息，但是拉康很清楚，从反转移中搜集来的信息是关于分析家的，并且应该留存在分析家这边，而不要投射到来访者身上。我认

---

1 在后来的理论中，拉康甚至说，如果分析者结束分析时要认同于任何东西，最好是认同于他自己的症状，下文将对此进行讨论。

为，拉康如此强调他的主张是为了清楚地表明他的观点，但是说实话，阻抗当然是定位在躺椅的两边的，因为两边都是人，而阻抗是会说话的生物所固有的。[1]

对拉康来说，这同样不能令人满意，而且也不合乎伦理，意味着这与精神分析的伦理学背道而驰，是在朝着根据某些道德或超我要求而预先设定的目标努力，那是被规定的、在文化中得到准许的实存方式。[2]拉康坚决反对任何形式的"正常化"。任何使我们丧失个体独特性、破坏分离、侵犯主体自由与责任的过程都应该避免。[3]正如拉康所说，"我们绝对没有理由让自己成为资产阶级梦想的担保人。在与人类境况的对抗中，我们需要更严格、更坚定一点"。

---

1 拉康还说道，当我们把拥有自己独特的欲望视为分析的目标时，"对这种拥有（主体的欲望）的阻抗，在最后的分析中，在这里只关系到欲望与言语不相容这一点"。

2 关于与拉康派目标相关的精神分析伦理，请参见鲍德温《邀请心理学作为人文科学》一书中的"拉康派精神分析学作为人文科学"。

3 精神分析的目标，当作为精神分析的"最终原因"时，特别是关联到自由的时候，这种目标可能会是什么，以及将拉康与另外三种精神分析流派并列考虑，关于这些的一番有趣的讨论，请参见Lear。

　　除了拉康所批判的某些目标，我们也可以找到许多拉康所洞察、传达和拥护的关于分析的终结。为什么拉康在不同的时间提出不同的表述？其中一个答案是拉康所思考的更广泛的理论也随着时间的推移而变化。但在某种意义上，这些不同的表达以不同的术语描述着相同的结果。似乎拉康对于分析的终结的每一个表述，都从拉康派理论的一个特定地方，去阐明什么是分析。虽然对我来说，阐述拉康提出的所有表述超出了本章节的范围，但我将讨论那些最重要的表述。

早期到中期：想象界的滑落、能指的出现以及主体的罢免

　　在早期，拉康明确地指出，分析必须审视并质疑那些维系且束缚人的想象性认同与关系。而正是通过言语和符号的领域，分析者才松开这些想象性的联结。正是通过符号界，我们才能影响主体的想象界；正是通过交谈，去认同或反认同的过

程才慢慢发生。[1]当然，我们永远不可能完全摆脱认同（毕竟我们有自我），但我们可以更有意识地表达出，这些认同在如何以我们之前没有觉察到的方式影响着我们。罗素·格里格把假象在分析中的摇摆或滑落称为"想象界的受控的降落"，或者更诗意地说，认同的"慢火在燃烧"，这让分析者可以重新定位自己走向实在界。[2]

拉康派理论的核心思想是言语改变主体。随着我们言语的改变，我们也会改变。因此，拉康提议在能指的层面上工作，并处理患者个人历史的空缺，也就是填满记忆的空缺。拉康说道："分析的目标只能是真实言语的出现，以及主体在与未来的关系中对其历史的实现。"在这里，我们看到了分析的基本规则（自由联想或说出浮现在脑海的任何东西，摆脱审查，并以整合为目标，也就是囊括已经被排除在外的东西）、压抑以

1　关于这一术语，参见里夫卡·沃肖斯基的《将去认同应用于分析的结束》。这一术语也指这样一种观念，即不是特意认同于分析家，而是鼓励缺少这种认同。

2　在2013年附属精神分析工作组（Affiliated Psychoanalytic Workgroups，简称APW）"关于想象界的研讨会"上，格里格在他的论文中提出了这些想法。

及谈论"各个方面"所有事情的重要性。关键是要充分地说，不是只使用拉康所认为的空洞的自我言语，那是鹦鹉学舌般地重复我们对别人说过的话，而是允许一些新的东西出现，说一些我们以前没有说过的东西。可以肯定的是，能够在充分的言语中明确表达个人的历史是一个有价值的目标。拉康声称，"当一切都说了并且做了，与其说这是一个回忆的问题，不如说是一个重写历史的问题"。令人惊讶的是，**这种充分的言语不是通过保持诚实或严谨，而是通过自由联想来实现的。这是精神分析对语言的真正信仰或信任。**只要畅所欲言，真实就会浮现。当然，说起来容易做起来难。

随着我们言说，我们逐渐看到大他者的能指如何捆绑我们的命运。随着我们说得更多，我们就会遇到能指的出现、重复和坚持，我们必须超越大他者的能指，进一步掌握我们的命运，并对我们的话语和生活承担更多的责任；拉康将这一点称为"主体的罢免"（subjective destitution）。通过语言化，我们表达并拥有我们独特的欲望，进一步发展我们的厄洛斯。在1961年，拉康告诉他的研讨班参与者，"在分析中成败攸关的因素不是别的，而是将主体的欲望的表现明朗化"。这个过程中最重要的部分是以分离并解开一个人的无意识欲望为中心的，而一个人的无意识欲望是如此紧密地与大他者联系在一起。反过来，欲望也得到了解放。拉康派的理论指导我们观察来访者生活中所牵扯到的、欲望的整个环路所关联的人物角色阵容，并且观察来访者在其中的位置。我们在所有的个案中都看到，鼓励表达欲望结构的无意识决定因素对治疗是多么有帮助。

我们也在拉康那里遇到了一个焦点，即解决存在主义既定的丧失和缺失（我们当然只欲望那些我们所没拥有的或已经失去的东西）。在分析和治疗中，我们必须处理丧失和缺失，拉康将其表述为接受阉割或"阉割的主体化"。在这里，拉康与弗洛伊德存在分歧，[1]虽然弗洛伊德并没有反对修通阉割情结，但他确实强调了牵扯其中的巨大困难。在这一点上，拉康不认

1　不幸的是，许多当代的心理学家以及学生对弗洛伊德关于阉割问题的生物论感到厌烦。拉康对阉割恐惧的解读是象征意义上的，而不是字面意义上的，是关联到我们跟缺失和丧失的关系，而且拉康将阳具视为代表欲望和权力的一个最突出的能指。因此，当我们"想要成为或拥有阳具"时，阳具指的不是那个器官；阳具是关于我们与欲望，与大他者的欲望以及与权力的关系。我希望能在这些个案的细节阐明这一点，因为这一点可能会成为临床工作者、学生以及读者的障碍。

同弗洛伊德的悲观主义。相反，拉康将在治疗过程的阉割主体化设定为一个完整分析的先决条件。**对于拉康来说，分析的核心包括丧失和缺失的主体化，以及对我们的命运承担责任。**[1]（欲望、能指以及享乐的）主体化在拉康派分析中以多种方式扮演着非常重要的角色。一旦主体接受阉割，整合了丧失的可能性，分析的终结便是可以预见的且可能实现的。**关键是要坦然接受并最终放下无可挽回的丧失，放下作为人类所经历的缺失，以及伴随这种情况而来的不可避免的焦虑。**

当然，对丧失的最终接受包括接受存在主义既定的我们和我们所爱的人即将到来的死亡。拉康用海德格尔的术语将这一点称为，朝着我们"向死而生"的假设与主体化而努力。

---

1 在2011年《脉搏》（PULSE）的一期谈话中，埃里克·洛朗朗读了拉康写给他的分析家鲁道夫·洛温斯坦的一封信，这是拉康在分析结束6年后写的。在信中，拉康告诉洛温斯坦，当洛温斯坦在伦敦见到拉康时，会"在那里（伦敦）见到一个更确定自己职责和命运的人（拉康）。"这是对分析目标的一个非常好的描述。

幻想是分析目标的进展

　　但分析目标并不都以意指和符号化为终结，因为欲望困在幻想中并通过幻想表达出来。拉康在中后期的工作中明确提出了欲望和幻想之间的相互关系。当调查分析目标的问题时，他强调建构基本幻想以及所谓穿越基本幻想的重要性。穿越幻想指的是改变一个来访者看待世界的基本观点或方式，就主体与欲望以及享乐的关系而言，这是一种思维模式的转换，如此一来，来访者就不再是他自己得到满足的障碍了。因为我们在这5个个案中看到，当涉及来访者想获得满足时，他们如何成为他们自己最大的敌人。在莉莉个案中，我讨论了是什么让基本幻想显得如此基本，以及幻想为什么是我们破译和理解现象的手段，换言之，幻想如何（总是独特地）帮助我们双方理解生活中可能压倒性的混乱，并限制我们对幻想的体验以及从幻想中得到满足感。重要的是，回到弗洛伊德的潜在的终结，穿越了幻想的分析目标，超越了症状与抑制的缓解，为不同的观点提供潜在的可能性，并打开许多可能已经被封锁的可能性。

1964年，拉康的穿越幻想这一表述，作为一个有价值的分析目标，将讨论从符号领域（因为它与能指和欲望有关）进一步推向了实在领域。[1]在这里，我们发现弗洛伊德的无意识的方面，因为它涉及享乐的产生和限制，并与实在界有关。幻想限制和缠住了分析者的享乐模式，因此，穿越幻想使享乐得以开放，使主体享受的方式得以拓展。一方面，基本幻想被描绘成一个潜在的句子，即通过符号界来探索。另一方面，幻想有实在界的一面。正如拉康所说，"在某种程度上，幻想无法在言语中表露出来"。正是这个实在界的方面使得拉康说幻想是"恼人的"。

罗素·格里格讨论了幻想如何指向分析家在实在界中的

1　在《第十一个研讨班》中，拉康描述了一种积极的分析结果，"对基本幻想的体验变成了对驱力的体验"。存在这样一个问题，就像我们进入"实在"领域时经常遇到的情况一样，在这里我们进入了未经标记的水域，未经标记，指的是尚未进入符号界登记，因而这些现象也就变得难以谈论（即便并非不可能）。然而，拉康也尝试讨论这一点，他问道，"已经穿越了基本幻想的主体会如何体验这种驱力？这是对分析的超越，从来都没有人接近过"。这涉及通过幻想这一屏幕进入实在的空间。从理论上讲，这种穿越会带来一种活出驱力的结果。

位置，并指出基本的幻想是"不可解释的"。主体跟幻想的关系与主体跟无意识构形的关系，两者之间是有区别的。当然，症状具有一个纯粹的符号维度，这就是拉康所说的它的"形式的封皮"，而这能够并应该通过以自由联想为依托的分析工作来分析，但幻想不一样。[1]幻想有时是有意识的，有时是无意识的，有时也不是完全无意识的，并且在不同的时间既可以是有意识的，也可以是无意识的（最后一点在弗洛伊德的著作中可以找到）。人们往往会为自己的幻想感到羞耻，但通常都对自己的幻想非常了解，他们会在分析中透露这些幻想，但通常会感到尴尬。确实，他们不情愿与分析家分享自己的幻想，但又不得不克服这种阻抗，部分原因是幻想通常是不正确的——充斥着暴力行为、文化禁忌等等。他们在向另一个人讲述幻想的时候，尽管感到羞愧和尴尬，但同时也有一种享受，或者说一种享乐。幻想是一个人的性生活在寻求表达的过程中所必要的，通常在手淫活动中表现得最为明显。此外，即使人们很了

1　费尔哈格和德克勒克很好地表达了这一点，"因此考虑到，症状是围绕着享乐的真正内核而构建起来的符号性结构。用弗洛伊德的话来说，它'就像那一粒被牡蛎围绕着来形成珍珠的沙子'"。

解自己的幻想是自己享受的来源，但是材料还是匮乏的。幻想不像症状那样能通过联想产生丰富的材料，而是作为一个位于所有症状中间的孤岛而存在。因此，分析幻想更像是给出一个结构，而不是解释无意识的构形。[1]确实，我们在拉康后期看到了一个明显的转变，从重点解释符号性的无意识构形，转向参与实在的领域，而他与幻想的工作便是这个转变的一部分。

1　就像拉康的一些概念一样，穿越基本幻想这一概念，尽管错综复杂，但在指导临床工作者时，它本身就是很有用处的，因为一般来说，每个个案都有非常独特的特征。临床工作者与每个来访者的特定幻想进行工作。虽然在拉康派传统中工作时，我们会意识到基本幻想的这个概念，并准备好倾听、思考并利用基本幻想，但是可以说，我们不应该在探索幻想时便着眼于穿越幻想。我们常常只能发现我们要寻找的东西，而我们应该倾听的最终不是关于我们的，也不是关于理论本身的，而是关于来访者的。话虽如此，但请记住，在拉康派框架内工作时，要随时留意幻想、幻想如何运作、幻想在治疗中如何变换与置换以及幻想如何可能被来访者修通或改写，这是非常有用处的，而幻想被修通或改写对分析过程而言是一个很有价值的结局。

后期：享乐、驱力以及认同于症状

拉康在后期对分析的目标与结束这一问题的回应中，仍然关注与大他者的分离，但是欲望（在早期和中期的工作中，欲望不可避免地与能指联系在一起）则被享乐和驱力所取代。驱力存在于欲望之外，因为欲望总是被套牢在大他者那里，而驱力则不是。拉康在后期阐述的目标，则关注对驱力与享乐的认同、接受、整合以及最终的主体化，以便获得更多的满足并与大他者分离。[1]关注各种形式的享乐（那些我们不想拥有的、可能会让自我与意识中的欲望感到厌恶的愉悦和享受），这一点在治疗中被强调并置于突出位置。

但是为何拉康的关注点从辩证的欲望转到驱力和获得更多的享乐上？通过关注享乐和驱力，拉康在某种程度上，试图避

1　关于驱力与欲望以及与驱力进行工作，请参见拉康《第五个研讨班》，罗素·格里格翻译。

免陷入认同和大他者话语的陷阱中。即使**分析家的纯粹欲望**一直在发挥作用，分析者还是太容易认同于分析家的欲望，因为认同就是作为会说话的生物的我们，被创造出来的方式。

也就是说，拉康后期的其中一个表述是真正地涉及认同，那我们如何来理解？拉康概念化为，如果分析者认同于某物，那么它不应该是认同于分析家，而是认同于最属于自己的东西。通过分析工作的结论，分析家的角色应该从假设知道的主体这一位置转变为对分析者而言不再需要或不再有用的东西（拉康的原话是"废品"）。在这一点上，如果有一种认同在起作用，那就是认同于在治疗之初看起来最陌生的东西。也就是说，我们认同于、最充分地利用以及尽力地活出自己的症状。拉康将此表述为认同于作为实在的症状："知道如何应对、照顾、操作……知道如何处理症状，那就是分析的结束"。这就是拉康如何在分析的终点定位认同的位置。

逼近实在界

虽然拉康一直对搜集更多关于无意识的构形的知识感兴趣，以及无意识的构形如何影响无意识的知识，但是拉康在后期的教学中开始质疑这些知识。尽管渴望对实在界产生更多的影响，但是拉康认为，在知识与符号的层面的工作还是会留下某种可以被欲望的东西。拉康说道，"他自身的主体，他生平的回忆，所有这一切只能走到某种被称为实在界的限度"。因为尽管我们在分析工作中如此细致地尝试绘制能指网络，仍然有些东西没能包含在能指网络中，或被排除在能指网络之外。绘制这种能指网络让我们能够接近实在界，即创伤的核心，那些还没有用语言表达出来的东西。但最终实在界的存在超越了符号界，超越了语言。拉康将实在界描绘成"不可能的"。把实在界说出来从而通过知识来把握它，这是不可能的。拉康说道，"实在界，或被感知为实在的东西，那是绝对抵制符号化的东西"。[1]当实在界抵制符号化时，我们仍然试图将它符号化。在治疗工作中，我们将经验用语言表达出来，以此来接近实在界。语言文字正是我们要与之进行工作的对象。雅克·阿兰·米勒表述了这样一个概念，即逐步将实在界榨成符号界。[2]来访者将自己的记忆填补得越满，她/他将实在界榨成符号界的程度就越高。而我们能期待的是，在这样做的过程中，**来访者的关系向真正的、有价值的目标转变**。然而，总有一个限度——也许那就是弗洛伊德所说的"残余"。

在这本书中，我对符号界的关注多于实在界的领域，因为我发现拉康早期和中期的著作对我的临床实践特别有用。早期和中期的拉康理论在个案概念化方面之所以得到广泛运用，也许还有另一个原因：这些个案本身，相对于已经进行更长时间的"高阶的"分析而言，都属于比较"新的"或"初级的"

1　拉康非常清楚语言所具有的可能性和局限性。早在《镜像阶段》这篇论文中，拉康就声明"精神分析可以陪伴患者抵达'你就是如此'（Thou art that）这样一种狂喜的极限，在那里给他揭示出必然死亡的命运这一密码，但并不是我们作为实践者仅有的能力将他带到那个真正旅程开始的地方"。

2　雅克·阿兰·米勒在其未出版的《拉康派取向》（Orientation Lacanienne）中讨论了这一概念。

治疗。对个人历史的阐述，对记忆空白的填补以及对欲望的辩证，都是比较初级的治疗目标。这样的目标允许更广阔的自由和欲望，有助于减少固着、焦虑和症状学。

　　此外，符号领域本身更容易用语言表达和捕获，因此也更容易书写出来。即便只关注符号界，也总是有很多的东西可以说。对于所有这些个案研究，我努力说出我要说的，而且已经说出来的那些比我觉得我要说的更多。语言总是如此，它超越了我们的意图，我们在表达自己的欲望，而自己甚至都没有意识到。这样一来，撰写个案研究可能是一件永无止境的事情，但在某一点上，我们发现自己说出了某些东西，也许这就足够了，而且之前内隐的东西已经变得明了。我们也可以把这看作是将实在界榨成符号界的表现。当然，**符号界的变化，反过来也会影响实在界。这就是谈话疗法的运动。**

差异会带来不一样吗？通过制度的程序

　　另一个需要提出的问题是，这些关于技术层面的目标与结束的不同表述，是否会给真正实施分析的方式带来任何实际的差异。此处我们要提到拉康发明的"通过制度"：分析者向至少两位分析家明确地叙述或报告自己的个人分析（这两位分析家他们自己的个人分析处于大致相同的阶段），即报告分析如何开始、如何结束以及分析如何影响自己与无意识知识的关系。虽然这个"通过制度"指的是，在精神分析协会中，成为具有特定地位的分析家所需的专业"通行证"。但是它首先是拉康在20世纪60年代末引入的一种方法，用来调查他所描述和规定的东西是否实际起作用。创建这个制度是为了收集数据，让我们观察不同的目标对人们可能产生怎样的效果。（关于这是否值得推行的问题，仍然存在很大争议；甚至拉康自己也怀疑过）但至少在理论上，通过制度会导向和促进这样一个观点，即运用拉康关于分析结束的各种表述，是会得到一些共同的理解和结果的。

在我看来，在拉康关于分析的不同思考中，确实有一种统一，而这些不同的思考可以说是本质上相同事物的不同方面。尽管是从不同的理论观点以及同一理论的不同的出发点，但每个概念都阐明了，分析是什么或者可能是什么。虽然本书呈现的个案不是通过制度所要求的那种本人叙述的证词，但这些个案确实提供了对拉康派取向治疗工作的叙述；因此，这些个案和这个讨论有怎样的适配性呢？

个案："效果的变异性"

我已经展示了一系列带有特定结束方式的个案，这些结束方式在文献中并没有特别广泛的讨论，但这些都是结束分析和治疗的方式，任何从事临床工作的人对此都有一些经验。有些人在你认为他们还不该离开的时候就离开了，这是由于在治疗中发生的事情（比如莉莉和马克斯）；或者出于现实的考虑而离开，因为治疗师和来访者无法继续见面了（例如，伊顿和丽莎）。在这些个案中，并没有像弗洛伊德所说的，治疗来到收益递减的地步或者触到阉割的基岩，也没有像拉康所提出的，治疗符合通过制度或者实现了关于分析结束的所有不同方式。

因此，关于分析的结束，一方面，可以说有一种理想的结束情况，如拉康所表述的，如上文简要讨论的；而另一方面，也存在特定治疗的现实的结束情况，即弗洛伊德所说的，遇到那些阻碍我们抵达分析终点的"外部困难"。对于那些没有达到上述理想结局的个案，我们可以说这些个案是毫无价值吗？显然不是！我们是否永远不该和一个可能无法走到完整结局的人进行分析或治疗？显然也不是。弗洛伊德自己也治疗过很多这样的患者，他们来的时间很短，通常只有几个月，但目标还是实现了，益处也得到了。在这本书的个案中，我们发现，这些来接受治疗的人，他们治疗的时间各有长短，那么他们获得了什么益处呢？

我的来访者从他们各自的治疗中获得了哪些疗效方面的改善？在许多情况下，治疗能够消除抑郁现象，减轻或解决躯体的不适。对有些人来说，也会得到的美好的前景，工作中的目标得以推进或实现。有时候，这只是打开了一些可能性，让他们在走向未来之前，拥有更多的选择。让我们简要回顾一下每一个案例。

　　蒙娜刚开始治疗时，抱怨说自己无法集中精力去完成研究生学习或其他许多事情。她累到令人担心，不像往常那般精力充沛。我们不是聚焦于这些抑郁状态本身，而是将注意力放在蒙娜的无意识欲望上，最终缓解了许多这些现象。

　　回顾蒙娜提出问题的措辞，她说她**"输掉了（她的）这场争吵"**，我们看到了这条从一开始就构成蒙娜欲望的能指链。她的欲望被卷入一种关于吵架的动力学中，这激起了她的嫉妒，也加剧了她渴望认同大他者爱的对象这一需要，以便试图回答这个疑问："我是值得欲望的吗？"蒙娜在生活中在无意识层面已经有了很多对他者的认同，但在我们的工作结束时，许多认同已经松动了，她准备将更多的努力放在她想要的东西上，因为她与大他者的欲望已经进一步分离。她不再经常陷入无意识的欲望环路，尤其是她的三角恋倾向，而当她第一次来见我时，她一直围绕着嫉妒的（或者说是三角的）关系而转。通过言说，她明确了：她在这些计谋中的角色是怎样的，她从这些计谋中得到了什么，以及如果她放弃这些计谋来给不一样的主体位置腾出空间，放弃这些计谋来选择是否以这种方式投入力比多关系，那她又会获得什么。简而言之，蒙娜能够更自由地去工作和恋爱——她打算去读研究生，以便从事她最近选定的职业，而且她正在和男朋友约会，觉得与男友相处得还不错。"它会起作用"，这是一个经典的弗洛伊德式的表述，用来说明分析的次级获益，我将在本章的最后一部分讨论这一点。

当马克斯开始接受治疗时，他感到很沮丧（尤其是无精打采、缺乏动力），好像他的生活毫无意义一样（或者更糟糕，被冲到了厕所里）。通过言说，他审视了他的抑制（这他首选的防御）在生活中所起的无意识作用，表达了他的家庭矩阵（其中包括一笔符号性的债务，那是在他的家庭中一直都没有被说出来的）如何对他产生深远的影响。我们看到马克斯受他父亲的能指所压制的程度（例如，"真是很讨厌"），看到他要如何拿回自己的思想、身体、欲望、意志以及最终的命运，要如何将自己从受大他者能指的压制中解放出来。他需要清楚地表达出并且意识到，自己确实还活着。他哥哥已经死了，这是令人难以置信的悲剧，但死的确实是他哥哥，而不是他；并不是两个人都得死。这一点需要说出来，摆到眼前来，并用马克斯自己的话语去修通，而不是让马克斯无意识地活在父母的话语和沉默中。马克斯讲述了他个人历史中一些重要部分，这些部分在之前的谈话中一直被排除在外，但正是这些部分在无意识中使他不作为。

马克斯突然中断了治疗。在第一章中，我提到了一些潜在的原因，但这些原因只能作为假设。关键是我们需要让强迫症保持癔症化，直面大他者。但马克斯的癔症化并没能保持。就在我们积极调动他的无意识参与治疗过程的时候，他又回到了把大他者（我）拒之心门外的状态。我们最后的会谈说明了，通过就"肥沃之梦"展开的联想，马克斯（至少在梦境中）如何越来越意识到丧失在他的生活中所起的深远作用，知道无意识的知识是如何逐渐浮现出来的。这个梦还非常突出地表明了，围绕缺失与赋权所完成的工作，以及死亡与阉割之间的关系。

回想一下，马克斯开始心理治疗是为了得到精神药物，但他后来停用了药物，说自己真正需要的是谈话。这一立场持续了一段时间，然而还有很多东西要讨论。但最终，转移并没有得到修通，马克斯就离开了，他被困在了他的强迫性位置上，也许就像个案中描述的那样，他可能还被困在转移性危机的最激烈的时刻。

　　在撰写丽莎个案时，我重点研究一种非常具体的单一症状——对呕吐与呕吐物的恐惧反应并伴有周密的回避策略。我们把"呕吐"这一能指和丽莎的家庭历史联系起来。根据这个症状展开的联想，促使丽莎回忆起许多童年的场景，这些场景一直没有被充分整合到她成年的心灵中。与这个症状进行工作，对我们、对丽莎都有很大帮助；这使她对于欲望的固着又未表达的立场得以松动，特别是她的欲望无意识地被包裹在厌恶之中。把她那奇怪症状的省略之处充实起来（她在治疗中也做了其他工作），这带来了很有影响力的次级获益，那就是丽莎在爱情和工作中都感觉更有力量了。她没有放弃博士项目，而是顺利地完成了学位论文，并成功申请到学术职位。她还计划和伴侣一起搬到新的地方。她在工作和爱情两方面都感到更加自信。丽莎从一个经常感觉"毫无价值"的主体位置，转变到另一个感觉很有"有价值"的主体位置。

　　与伊顿一起，我们开始去解开他那强迫怀疑与反刍缠绕的结扣，并追踪他故事中的各种线索，如此一来，在我们的会谈结束时，关于他的症状与受困扰的力比多关系如何关联到他的特定历史，他便有了更深刻的理解。他的怀疑症状（这是他主要的抱怨，在治疗之初似乎是最令他感觉陌生和困扰的）对他而言变得更有意义、更个人化。

此外，伊顿质疑了他长期采用的富有逻辑的这样一种叙述，即他从父母家搬到外公外婆家，那是出于爱而做出的"牺牲"，他允许自己表达搬去外公外婆家可能有的消极和积极影响。在这样做的时候，他假定他的一部分历史，在他的谈话开始之前，一直都是不容怀疑的。因此，我们设法解决那些已经渗透到他大部分关系中的怀疑和攻击，而通过将以前没有被说出来的东西符号化并用语言表达出来，我们做到了这一点。伊顿说得越多，他的情感维度就越广，而在他刚接受治疗时，他的情感已经被限制，被置换到他的怀疑症状上。

通过对梦的联想，我们开始去解开他的阳具传承的结扣，因为阳具传承关联到他跟他父亲的关系，并污染了他的生活。

正如个案中所述，伊顿的治疗因为现实的原因而结束，也就在那时候，他暂时将我作为他欲望的原因，如此一来便为他的欲望提供了一个空间，让他的欲望不那么受抑制，可以在他的梦和言语中上升到意指的层面。不幸的是，我们的工作就这样结束了，虽然我们还有很多话要说。伊顿怀着希望，和另一位治疗师一起继续他的工作。至少，我们有限的合作激发了他想要继续审视他的无意识在生活中所起作用的欲望。

与莉莉的工作，其主要部分是符号化的过程，特别是去命名那些被排除在能指链之外的词语，那些在她需要时却经常找不到的词语。通过坦率地谈论性别差异，有一种缺失得以命名，这种缺失萦绕、渗透并牵扯在她生活与实存的大多数方面。而她的家庭罗曼史则通过言说得以进一步符号化，从而在更有意识的层面上得到承认。莉莉在无意识地扮演"她那老父亲的仆人般的妻子"这一角色，在将这一点形式化的过程中，我们看到她如何在自己强烈抱怨的场景中精心安排自己的角色。我们看到她如何从责怪别人的过程中获得强烈的满足感，但最终，这种满足感是有限的，她可以做得更好。我们对幻想进行表述，与幻想一起工作，但没有穿越幻想。

虽然莉莉能很雄辩地谈论她的困境，但她才慢慢开始真正接受自己在剧中的**角色**的责任。倘若她将自己视为主动的一方，那么**理想的情况**是她可能会选择不一样的定位，尽管这是一项艰难又危险的任务。遗憾的是，这并没有发生，正如我在这第五章中所观察到的，我的失误可能导致了治疗工作的过早终止。

在这里我们有一些可能各不相同的结局：既有不理想的结局，也有"完整的"结局，但都非常真实。最后一个问题是，来访者是否由于他们在治疗中所做的工作而感到更幸福？幸福应该是这个方程式的一部分吗？

我们敢说，向着幸福前进吗？

在这一点上，有些读者可能不禁要问，"如果这一切与幸福有关系，那么又是什么样的关系？""这种谈话疗法会让我们更幸福吗？"正如上文所描述的，拉康为分析的目标与终点而提出许多这些技术层面的新表述，但如果这些新表述都没有顺带让人拥有更好的生活（即便不是拥有美好的生活），那又有什么用呢。虽然这些都是哲学问题，但这对实用主义而言还是很重要的。

精神分析与其目标之间总是有一种奇怪的关系。一方面，精神分析可以被正当地铭刻在哲学传统中，从苏格拉底、柏拉图到亚里士多德，这个哲学传统包含对经过审视的生活之思考，对人类生活的目的之思考。亚里士多德说，有意义的哲学探索围绕着这样一个问题，即是什么样的生命活动给人类带来繁荣发展。我们不能只是说"我要蓬勃发展！"这句话，然后就去干，我们必须培养习惯、思维方式以及与他人相处的方式。对于希腊哲学家来说，是什么带来美好的生活，这是一个实质性的问题。从某种意义上说，我们可以把精神分析置于这个传统之中，因为分析家确实谈到了生命力以及对生活不幸的复原力，而弗洛伊德谈到了重获"某种程度的工作与享受的能力"。

但弗洛伊德也强调，我们不能直接以治愈为目标，否则我们会错失良机。精神分析——当然这里指的是拉康派分析，并不把幸福作为其本身的目标。[1]我们可以将这点与那句古老的格言联系起来——我们不能直接以幸福为目标。不过，我们可以在生活中做一些对自己很重要的事情，如果一切顺利，我们可能会发现这些努力会带来作为**次级获益**的幸福。例如，有意义的工作和有关爱的关系会带来作为**次级获益**的幸福。当然，在这里，就像在生活中任何其他方面一样，是无法保证一定会获

---

[1]　在《第七个研讨班》中，拉康描述了分析家面对分析者甚至社会对幸福的要求，并提醒读者，在这里精神分析不同于亚里士多德的伦理学，精神分析并不把幸福本身视为目标，也不承担这一要求。

得幸福的。同样地，我们运用拉康派治疗也并不是特地为了使某人更幸福，但是这些次级获益确实有可能是这里所展示的技术带来的结果。否则，这还有什么意义呢？与某些对拉康派分析的讽刺不同，拉康的分析并不是一种智力训练，无论它可能以多么超凡的智力呈现出来。这个过程是一种治疗的过程，是通过与另一个人进行语言和言语交流，最终帮助人们过上更自由、更满足的生活。

　　我希望，呈现这些拉康派个案研究，会鼓励更多的临床工作者考虑将拉康派取向运用或整合到临床实践中，至少提供这个选项或者打开这种可能性。个案研究是邀请其他临床工作者考虑运用我们的方法，并就我们关起诊室门之后所做的工作开展对话。在呈现这些临床材料时，实践者和研究者在进行更广泛的对话，这样的对话会探讨理论模型如何深刻影响我们的实践，探讨当我们从不同的理论视角来工作时，治疗性的互动又会有何不同。这样的对话最终使临床工作者和来访者的治疗过程不再神秘。在这个充斥着科技交流与生理性修复的时代，谈论说话所能达成的工作就显得尤为重要。在这个时代，我们仍然可以通过交谈获得与实现很多东西；如果你说我是老古董，我会把这当作是一种赞美。在这方面，我确实希望临床工作者和学生会将拉康派取向视为一种可行的替代方案，一种真正让言语在治疗中保持价值的方案。我们强调，言说是缓解症状的一种方式，是对我们人类不可避免要面对的存在主义困境的一种修通，是通往更广阔的个人自由与成长的一种途径，是厄洛斯的进一步发展，那我敢这么说吗？是的，我敢这么说。通过上文所讲的次级获益，那会是更多的幸福。

参考文献

American Psychiatric Association.(2013). *Diagnostic and Statistical Manual of Mental Disorders*(5th edn). Washington, DC: Author.

Baldwin, Y.(forthcoming). Lacanian psychoanalysis as a human science. In: R. Brooke, C. Fischer, & L. Laubscher(Eds.), *Invitation to Psychology as a Human Science*. Pittsburgh, PA: Duquesne Books.

Baldwin, Y.(forthcoming). Reading "On ex post facto syllabary". In: D. Hook, C. Neill, & S. Vanheule(Eds.), *Reading the Écrits: A Guide to Lacan's Work*. New York: Routledge.

Baldwin, Y., Malone, K. R., & Svolos, T.(Eds.)(2011). *Lacan and Addictions: An Anthology*. London: Karnac.

Bernheimer, C., & Kahane, C.(Eds.)(1990). *In Dora's Case: Freud—Hysteria—Feminism*(2nd edn). New York: Columbia University

Press. Breuer, J.(1895d). Fräulein Anna O. In: *Studies on Hysteria*. S. E., 2: 21–47. London: Karnac.

Dor, J. (1997). *The Clinical Lacan*. New York: Other Press.

Dor, J. (2001). *Structure and Perversions*. S. Fairfield (Trans.). New York: Other Press.

Dunand, A. (1995). The end of analysis (I & II). In: R. Feldstein, B. Fink, & M. Jaanus (Eds.), *Reading Seminar XI: Lacan's Four Fundamental Concepts of Psychoanalysis* (pp. 243–256). Albany, NY: SUNY Press.

Fink, B. (1995). *The Lacanian Subject: Between Language and Jouissance*. Princeton, NJ: Princeton University Press.

Fink, B. (1997). *A Clinical Introduction to Lacanian Psychoanalysis: Theory and Technique*. Cambridge, MA: Harvard University Press.

Fink, B. (2003). The use of Lacanian psychoanalysis in a case of fetishism. *Clinical Case Studies,* 2(1): 50–69.

Fink, B. (2004). *Lacan to the Letter: Reading Écrits Closely*. Minneapolis, MN: University of Minnesota Press.

Fink, B. (2005). Lacanian clinical practice. *The Psychoanalytic Review,* 92(4): 553–579.

Fink, B. (2007). *Fundamentals of Psychoanalytic Technique: A Lacanian Approach for Practitioners*. New York: W. W. Norton.

Freud, S. (1895d). Fräulein Elisabeth von R. In: *Studies on Hysteria.* S. E., 2: 135–181. London: Hogarth.

Freud, S. (1896b). Further remarks on the neuro-psychoses of defence. S. E., 3: 157–185. London: Hogarth.

Freud, S. (1900a). *The Interpretation of Dreams.* S. E., 4–5. London: Hogarth. Freud, S. (1909d). Notes upon a case of obsessional neurosis. S. E., 10: 151–318. London: Hogarth.

Freud, S. (1910h). A special type of choice of object made by men(Contributions to the psychology of love, I). S. E., 11: 163–175. London: Hogarth.

Freud, S. (1912b). The dynamics of transference. S. E., 12: 97–108. London: Hogarth.

Freud, S. (1912d). On the universal tendency to debasement in the sphere of love (Contributions to the psychology of love, II). S. E., 11: 177–190. London: Hogarth.

Freud, S. (1912e). Recommendations to physicians practicing psychoanalysis. S. E., 12: 109–120. London: Hogarth.

Freud, S. (1912–1913). *Totem and Taboo.* S. E., 13: ix-162. London: Hogarth. Freud, S. (1916–1917). *Introductory Lectures on Psycho-Analysis.* S. E., 15–16. London: Hogarth.

Freud, S. (1919e). A child is being beaten: A contribution to the study of the origin of sexual perversions. S. E., 17: 175–204. London: Hogarth.

Freud, S. (1923b). *The Ego and the Id.* S. E., 19: 1–66. London: Hogarth. Freud, S. (1925h). Negation. S. E., 19: 235–239. London: Hogarth.

Freud, S. (1926e). *The Question of Lay Analysis.* S. E., 20: 177–258. London: Hogarth.

Freud, S. (1930a). *Civilization and its Discontents.* S. E., 21: 57–145. London: Hogarth.

Freud, S. (1937c). *Analysis terminable and interminable.* S. E., 23: 209–253. London: Hogarth.

Freud, S. (1937d). *Constructions in analysis.* S. E., 23: 255–269. London: Hogarth.

Freud, S. (1963). *Dora: An Analysis of a Case of Hysteria.* New York: Macmillan Publishing [Original work published 1905].

Freud, S., & Breuer, J. (1895d). *Studies on Hysteria.* S. E., 2. London: Hogarth.

Gherovici, P. (2003). *The Puerto Rican Syndrome.* New York: Other Press.

Grigg, R. (2002). Enjoy-meant of language and jouissance of the letter. *Psychoanalytical Notebooks,* 8: 57–65.

Grigg, R. (2008). *Lacan, Language, and Philosophy.* Albany, NY: SUNY Press.

Grigg, R. (2013). Treating the wolf man as a case of ordinary psychosis. *Culture/Clinic,* 1: 86–96.

Guéguen, P. -G. (2013). Who is mad and who is not? On differential diagnosis in psychoanalysis. *Culture/Clinic,* 1: 66–85.

Kuhn, T. S. (1962). *The Structure of Scientific Revolutions.* Chicago, IL: University of Chicago Press.

Lacan, J. (1966). Écrits. Paris: Éditions du Seuil.

Lacan, J. (1966–1967a). *Le Séminaire de Jacques Lacan, Livre XIV: La Logique du Fantasme, 1966–1967.* Unpublished.

Lacan, J. (1966–1967b). *The Seminar of Jacques Lacan, Book XIV: The Logic of Phantasy, 1966–1967.* Translated by C. Gallagher from unedited French manuscripts.

Lacan, J. (1967–1968). *Le Séminaire de Jacques Lacan, Livre XV: L'Acte Psychanalytique, 1967–1968.* Unpublished.

Lacan, J. (1968). Proposition du 9 octobre 1967 sur le psychanalyste de l'École. Scilicet, 1: 14–30.

Lacan, J. (1977a). Desire and the interpretation of desire in Hamlet. J. -A. Miller (Ed.) & J.

Hulbert (Trans.). *Yale French Studies,* 55/56: 11–52 [Original work published 1959].

Lacan, J. (1977b). *Le Séminaire de Jacques Lacan, Livre XXIV: L'Insu que Sait de l'Une Bévue, s'Aile à Mourre. Ornicar?, 12/13: 6–7.*

Lacan, J. (1978). *The Seminar of Jacques Lacan, Book* XI*: The Four Fundamental Concepts of Psychoanalysis.* J. -A. Miller (Ed.) & A. Sheridan (Trans.). New York: W. W. Norton [Original work published 1973].

Lacan, J. (1983). *Le Séminaire de Jacques Lacan, Livre* VI*: Le Désir et son Interpretation,* 1958–1959. J. -A. Miller (Ed.). *Ornicar?, 26/27: 7–44.*

Lacan, J. (1988a). *The Seminar of Jacques Lacan, Book I: Freud's Papers on Tech- nique,* 1953–1954. J. -A. Miller (Ed.) & J. Forrester (Trans). New York: Cambridge University Press [Original work published 1975].

Lacan, J. (1988b). *The Seminar of Jacques Lacan, Book* II *: The Ego in Freud's Theory and in the Technique of Psychoanalysis, 1954–1955.* J. -A. Miller (Ed.) & S. Tomaselli (Trans.). New York: Cambridge University Press [Original work published 1978].

Lacan, J. (1991). *Le Séminaire de Jacques Lacan, Livre XVII: L'Envers de la Psychanalyse, 1969–1970.* J. -A. Miller (Ed.). Paris: Éditions du Seuil.

Lacan, J. (1992). *The Seminar of Jacques Lacan, Book* VII*: The Ethics of Psycho- analysis, 1959–1960.* J. -A. Miller (Ed.) & D. Porter (Trans.). New York: W. W. Norton [Original work published 1986].

Lacan, J. (1993). *The Seminar of Jacques Lacan, Book* III *: The Psychoses, 1955– 1956.* J. -A. Miller (Ed.) & R. Grigg (Trans.).

New York: W. W. Norton [Original work published 1981].

Lacan, J. (1994). *Le Séminaire de Jacques Lacan, Livre* Ⅳ : *La Relation d'Objet, 1956–1957.* J. -A. Miller (Ed.). Paris: Éditions du Seuil.

Lacan, J. (1996). On Freud's *"Trieb"* and the psychoanalyst's desire. B. Fink (Trans). In: R. Feldstein, B. Fink, & M. Jaanus (Eds.), *Reading Seminars I and* Ⅱ : *Lacan's Return to Freud* (pp. 417–421). Albany, NY: SUNY Press [Original work published 1966].

Lacan, J. (1998a). *Le Séminaire de Jacques Lacan, Livre V: Les Formations de l'Inconscient, 1957–1958.* J. -A. Miller (Ed.). Paris: Éditions du Seuil.

Lacan, J. (1998b). *The Seminar of Jacques Lacan, Book XX: Encore: On Feminine Sexuality, The Limits of Love and Knowledge, 1972–1973.* J. -A. Miller (Ed.) & B. Fink (Trans.). New York: W. W. Norton [Original work published 1975].

Lacan, J. (2001). *Le Séminaire de Jacques Lacan, Livre* Ⅷ : *Le Transfert, 1960–1961.* J. -A. Miller (Ed.). Paris: Éditions du Seuil. [Forthcoming in English as *The seminar of Jacques Lacan, Book* Ⅷ : *Transference (1960–1961)* (B. Fink, Trans.) Cambridge, UK: Polity 2015；page references here are to the French pagination.]

Lacan, J. (2002). *Écrits: A Selection.* B. Fink (Trans.). New York: W. W. Norton [Original work published 1966].

Lacan, J. (2006). *Écrits: The First Complete Edition in English.* B. Fink (Trans.). New York: W. W. Norton [Original work published

1966].

Lacan, J. (2013). Columbia University: Lecture on the symptom. *Culture/ Clinic,* 1: 8–16 [Original work published 1976].

Lacan, J. (translation forthcoming). *The Seminar of Jacques Lacan, Book V: The Formations of the Unconscious, 1957–1958.* R. Grigg (Trans.). London: Polity Press.

Lacan, J. (translation forthcoming). *The Seminar of Jacques Lacan, Book VIII: Transference, 1960–1961.* B. Fink (Trans.). London: Polity Press.

Laplanche, J., & Pontalis, J. -B. (1988). *The Language of Psycho-Analysis.* D. Nicholson-Smith (Trans.). London: Karnac [Original work published 1967].

Leader, D. (2011). *What is Madness?* London: Penguin.

Lear, J. (2009). Technique and final cause in psychoanalysis: Four ways of looking at one moment. *The International Journal of Psychoanalysis, 90: 1299–1317.*

Leclaire, S. (1980). Jerome, or death in the life of the obsessional. In: S. Schneiderman (Ed. & Trans.), *Returning to Freud: Clinical Psychoanaly- sis in the School of Lacan* (pp. 94–113). New Haven, CT: Yale University Press [Original work published 1956].

Malone, K. R. (2000). The place of Lacanian psychoanalysis in North American psychology. In: J. -M. Rabaté (Ed.), *Lacan in America* (pp. 3–24). New York: Other Press.

Miller, J. -A. (1991). Reflections on the formal envelope of the symptom. J. Jauregui (Trans.). *Lacanian Ink,* 4: 13–21 [Original work published 1985].

Miller, J. -A. (1994). Love's labyrinths. T. Radigan (Trans.). *Lacanian Ink,* 8: 7–13.

Miller, J. -A. (1996a). An introduction to Lacan's clinical perspectives. B. Fink (Trans.). In: R. Feldstein, B. Fink, & M. Jaanus (Eds.), *Reading Sem- inars I and* Ⅱ *: Lacan's Return to Freud* (pp. 241–247). Albany, NY: SUNY Press.

Miller, J. -A. (1996b). Commentary on Lacan's text. B. Fink (Trans.). In: R. Feldstein, B. Fink, & M. Jaanus (Eds.), *Reading Seminars I and* Ⅱ *: Lacan's Return to Freud* (pp. 422–427). Albany NY: SUNY Press.

Miller, J. -A. (2008). Extimity. *The Symptom,* 9.

Miller, M. J. (2011). *Lacanian Psychotherapy: Theory and Practical Applications.* New York: Routledge.

Nasio, J. -D. (1997). Hysteria: *The Splendid Child of Psychoanalysis.* S. Fairfield (Ed. & Trans.). Northvale, NJ: Jason Aronson [Original work published 1990].

Nobus, D. (2000). *Jacques Lacan and the Freudian Practice of Psychoanalysis.* London: Routledge.

Nobus, D., & Downing, L.(Eds.)(2006). *Perversion: Psychoanaltyic Perspectives.* London: Karnac.

Parker, I. (2003). The unconscious love of Elisabeth von R: Notes on Freud's first full-length analysis. *Psychodynamic Practice: Individuals, Groups and Organisations,* 9(2): 141–151.

President's Council on Bioethics (2003). *Beyond Therapy: Biotechnology and the Pursuit of Happiness.* New York: HarperCollins.

Roudinesco, E. (1990). *Jacques Lacan & Co.: A History of Psychoanalysis in France,* 1925–1985. J. Mehlman (Trans.). London: Free Association Press [Original work published 1986].

Schneiderman, S. (Ed.) (1980). *Returning to Freud: Clinical Psychoanalysis in the School of Lacan.* New Haven, CT: Yale University Press.

Schneiderman, S. (1983). *Jacques Lacan: The Death of an Intellectual Hero.* Cambridge, MA: Harvard University Press.

Schwartz, A. (2013). Drowned in a stream of prescriptions. *The New York Times,* 2 February.

Soler, C. (1996). Hysteria and obsession. In: R. Feldstein, B. Fink, & M. Jaanus (Eds.), *Reading Seminars I and II : Lacan's Return to Freud* (pp. 248–282). Albany, NY: SUNY Press.

Soler, C. (2003). The paradoxes of the symptom in psychoanalysis. In: J. -M. Rabaté (Ed.), *The Cambridge Companion to Lacan* (pp. 86–101). Cambridge: Cambridge University Press.

Soler, C. (2014). *Lacan—The Unconscious Reinvented.* E. Faye & S.

Schwartz (Trans.). London: Karnac.

Spinelli, E. (1997). *Tales of Un-Knowing: Eight Stories of Existential Therapy.* New York: New York University Press.

Svolos, T. (2001). The great divide: Psychoanalytic contributions to the diagnosis and management of psychosis. *Lacanian Ink,* 18: 42–59.

Swales, S. (2012). *Perversion: A Lacanian Psychoanalytic Approach to the Sub- ject.* New York: Routledge.

Turkle, S. (1978). *Psychoanalytic Politics: Jacques Lacan and Freud's French Rev- olution.* New York: Basic Books.

Turkle, S. (2011). *Alone Together: Why We Expect More from Technology and Less from Each Other.* New York: Basic Books.

Vanheule, S. (2011). *The Subject of Psychosis: A Lacanian Perspective.* New York: Palgrave Macmillan.

Vanheule, S. (2014). *Diagnosis and the DSM: A Critical Review.* New York: Palgrave Macmillan.

Verghese, A. (2008). Culture shock—Patient as icon, icon as patient. *New England Journal of Medicine,* 359(26): 2748–2751.

Verhaeghe, P., & Declercq, F. (2002). Lacan's analytical goal: "Le Sinthome" or the feminine way. In: L. Thurston (Ed.), *Re-Inventing the Symptom: Essays on the Final Lacan* (pp. 59–83). New York: Other Press.

Warshawsky, R. (2004). Dis-identification applied to the end of analysis. Originally presented at the Seminar of the Freudian Field on Lacan's *Direction of the Treatment.* Tel Aviv, January 2004.

Whitaker, R. (2010). *Anatomy of an Epidemic: Magic Bullets, Psychiatric Drugs, and the Astonishing Rise of Mental Illness in America.* New York: Random House.

致谢

我非常感谢布鲁斯·芬克（Bruce Fink），感谢他鼓励我撰写个案研究，感谢他的指导和友谊。这些年来，我从APW的拉康派分析家的友谊和反馈中获益匪浅——特别是丹·柯林斯（Dan Collins）、卡伦·马龙（Kareen Malone）、斯汀·凡诺尔（Stijn Vanheule）、帕特里夏·盖罗维奇（Patricia Gherovici）和丹妮·诺巴斯（Dany Nobus）。十分感激罗素·格里格（Russell Grigg），他不知疲倦地给予我鼓励。感谢乔尔·科沃尔（Joel Kovel）、乔纳森·里尔（Jonathan Lear）和安娜·麦克莱伦（Anna McClellan），他们对精神分析有独到的见解且倾囊相授。

有许多人已经阅读过本书的部分内容，他们的点评对我大有裨益：感谢保罗·理查尔（Paul Richer）、拉塞尔·沃尔什（Russell Walsh）和伊莱恩·布莱克尼（Elaine Bleakney）。还有两人逐字逐句地读完了全书：保罗·富格桑（Paul Fugelsang），一个作者所能拥有的最优秀、最伟岸的支持者，还有莎拉·帕顿（Sarah Patten），一个女孩所能希冀的最好的写作伙伴和朋友。感谢你们在写字台对面看到我皱着眉头时给予的每一个微笑，感谢你们在每一次散步中帮我理清头绪。

感谢火星山大学（Mars Hill University），感谢那些激励我探索心理学真谛的学生们，感谢我杰出的同事们，感谢行政部门给予的所有支持。衷心地感谢阿巴拉契亚大学协会给予我津贴资助，使我的学术休假成为可能——这是一份真正的礼物。

我十分感激希拉里·莫德林（Hillary Modlin），你是我所知道的阅读本书最为细致的人；如果没有你，本书会出现许多错误，这并不是什么好笑的事情。我还十分感激卡尔纳克出版社（Karnac）里所有亲切的人：奥利弗·拉斯伯恩（Oliver Rathbone），感谢你回复我，说你们很乐意出版我的书；感谢编辑罗德·特迪（Rod Tweedy），以及塞西莉·布兰奇（Cecily blanch）、马丁·派蒂特（Martin Pettitt）、康斯坦斯·戈文丁

（Constance Govindin）和雷切尔·拉斯伯恩（Rachel Rathbone）。

衷心感谢我深爱的家人：已故的马克·戈德曼（Mark Goldman），托比·戈德曼（Toby Goldman），詹姆斯和露西·鲍德温（James and Lucy Baldwin），伊丽莎白、约翰、娜奥米和雨果·陈（Elizabeth，John，Naomi and Hugo Chun），格蕾丝·弗兰泽尔（Grace Frenzel）以及伦纳德·卡恩（Leonard Kahn），感谢你们在教育旅程中给予我的支持，写成此书是这段旅途的顶峰。我也向我的朋友们致以深深的谢意，是你们让我的生活变得更加光明和美好，是你们让我从关于拉康的写作中得到休憩。

本书花了十多年的时间才写成，我要鞠躬致谢马修·鲍德温（Matthew Baldwin）在写作本书的每一个阶段都坚定地站在我这边。感谢莉娜（Lena）和詹姆斯·Z（James Z），感谢你们在生命中给予我丰富的爱，你们让我每天都深受感动。

最重要的是，我要感谢我的来访者，没有他们，就没有这本书。这些个案研究只是我对我们共同工作的解读；他们没有、也没能提供关于他们的议题的最终结局。可以肯定的是，我们所有人多姿多彩的生活是超越一切的语言和理论的。